中医历代名家学术研究丛书

主编 潘桂娟

李翠娟 编著

许叔微

Academic Research Series of Famous
Doctors of Traditional Chinese
Medicine through the Ages

"十三五"国家重点图书出版规划项目

中国中医药出版社

·北 京·

图书在版编目（CIP）数据

中医历代名家学术研究丛书.许叔微/潘桂娟主编；李翠娟编著.
—北京：中国中医药出版社，2017.9
ISBN 978 – 7 – 5132 – 1754 – 5

Ⅰ.①中… Ⅱ.①潘… ②李… Ⅲ.①中医学—临床医学—经验—中国—南宋 Ⅳ.① R249.1

中国版本图书馆 CIP 数据核字（2013）第 291977 号

中国中医药出版社出版

北京市朝阳区北三环东路 28 号易亨大厦 16 层
邮政编码 100013
传真 010 64405750
河北新华第二印刷有限责任公司印刷
各地新华书店经销

开本 880×1230 1/32 印张 6.5 字数 166 千字
2017 年 9 月第 1 版 2017 年 9 月第 1 次印刷
书号 ISBN 978 – 7 – 5132 – 1754 – 5

定价 45.00 元
网址 www.cptcm.com

社 长 热 线 010–64405720
购 书 热 线 010–89535836
侵 权 打 假 010–64405753

微信服务号 zgzyycbs
微商城网址 https://kdt.im/LIdUGr
官方微博 http://e.weibo.com/cptcm
天猫旗舰店网址 https://zgzyycbs.tmall.com

如有印装质量问题请与本社出版部联系（010 64405510）
版权专有 侵权必究

项目来源及国家重点图书出版计划

2005 年度国家"973"计划课题"中医理论体系框架结构与内涵研究"（编号：2005CB532503）

2009 年度科技部基础性工作专项重点项目"中医药古籍与方志的文献整理"（编号：2009FY120300）子课题"古代医家学术思想与诊疗经验研究"

2013 年度国家"973"计划项目"中医理论体系框架结构研究"（编号：2013CB532000）

国家中医药管理局重点研究室"中医理论体系结构与内涵研究室"建设规划

"十三五"国家重点图书、音像、电子出版物出版规划（医药卫生）

前言

中医理论肇始于《黄帝内经》《难经》，本草学探源于《神农本草经》，辨证论治及方剂学发轫于《伤寒杂病论》。在此基础上，历代医家结合自身的思考与实践，提出独具特色的真知灼见，不断革故鼎新，充实完善，使得中医药学具有系统的知识体系结构、丰富的原创理论内涵、显著的临床诊治疗效、深邃的中国哲学背景和特有的话语表达方式。历代医家本身就是"活"的学术载体，他们刻意研精，探微索隐，华叶递荣，日新其用。因此，中医药学发展的历史进程，始终呈现出一派继承不泥古、发扬不离宗的繁荣景象。

中国中医科学院中医基础理论研究所，自2008年起相继依托2005年度国家"973"计划课题"中医学理论体系框架结构与内涵研究"、2009年度科技部基础性工作专项重点项目"中医药古籍与方志的文献整理"子课题"古代医家学术思想与诊疗经验研究"、2013年度国家"973"计划项目"中医理论体系框架结构研究"，以及国家中医药管理局重点研究室"中医理论体系结构与内涵研究室"建设规划，联合北京中医药大学等16所高等院校及科研和医疗机构的专家、学者，选取历代具有代表性或学术特色突出的医家，系统地阐释与解析其代表性学术思想和诊疗经验，旨在发掘与传承、丰富与完善中医理论体系，为提升中医师理论水平和临床实践能力和水平提供参考和借鉴。本套丛书即是此系列研究阶段性成果总结而成。

综观历史，凡能称之为"大医"者，大都博览群书，学问淹博赅洽，集百家之言，成一家之长。因此，我们以每位医家独立成书，尽可能尊重原著，进行总结、提炼和阐发。此外，本丛书的另一个特点是，将医家特色学术观点与临床实践相印证，尽可能选择一些典型医案，用以说明理论的实践价值，便于临床施用。本丛书现已列入《"十三五"国家重点图书、音像、电子出版物出版规划》中的"医药卫生"重点图书出版计划，并将于"十三五"期间完成此项出版计划，拟收载历代 102 名中医名家，总字数约 1600 万。

丛书各分册作者，有中医基础学科和临床学科的资深专家、国家及行业重点学科带头人，也有中青年教师、科研人员和临床医师中的学术骨干，分别来自全国高等中医院校、科研机构和临床单位。从学科分布来看，涉及中医基础理论、中医各家学说、中医医史文献、中医经典及中医临床基础、中医临床各学科。全体作者以对中医药事业的拳拳之心，共同努力和无私奉献，历经数年成就了这份艰巨的工作，以实际行动切实履行了传承、运用、发展中医药学术的重大使命。

在完成上述科研项目及丛书撰写、统稿与审订的过程中，研究团队暨编委会和审订委员会全体成员，精益求精之心始终如一。在上述科研项目负责人、丛书总主编、中国中医科学院中医基础理论研究所潘桂娟研究员主持下，由常务副主编张宇鹏副研究员、陈曦副研究员及各分题负责人——翟双庆教授、刘桂荣教授、郑洪新教授、邢玉瑞教授、钱会南教授、马淑然教授、文颖娟教授、陆翔教授、杨卫彬研究员、崔为教授、柳亚平副教授、江泳副教授、王静波博士等，以及医史文献专家张效霞副教授，分别承担或参与了团队的组织和协调，课题任务书和丛书编写体例的起草、修订和具体组织实施，各单位课题研究任务的落实和分册文稿编写和审订等工作。编委会还多次组织工作会议和继续教育项目培训，组织审订委员会专家复审和修订；最终由总主编逐册复审、修订、统稿并组织作者再次修订各分册文稿。自 2015 年 6 月开始，编委会将丛书各分册文稿陆续提交中国中医药出版社，拟于 2019 年 12 月之前按计划完成本套丛书的出版。

2016 年 3 月，国家中医药管理局颁布了《关于加强中医理论传承创新的若干意见》，指出"加强对传承脉络清晰、理论特色鲜明的古代医家的学术思想研究，深入研究中医对生命、健康与疾病认知理论，系统总结中医养生保健、防病治病理论精华，提升中医理论指导临床实践和产品研发的能力，切实传承中医生命观、健康观、疾病观和预防治疗观"。上述项目研究及丛书的编写，是研究团队对国家层面"加强中医理论传承与创新"号召的积极响应，体现了当代中医学人敢于担当的勇气和矢志不渝的追求！通过此项全国协作的系统工程，凝聚了中医医史、文献、理论、临床研究的专门人才，培育了一支专业化的学术队伍。

在此衷心感谢中国中医科学院及其所属中医基础理论

研究所、中医药信息研究所、研究生院，以及北京中医药大学、陕西中医药大学、山东中医药大学、云南中医学院、安徽中医药大学、辽宁中医药大学、浙江中医药大学、成都中医药大学、湖南中医药大学、长春中医药大学、黑龙江中医药大学、南京中医药大学、河北中医学院、贵阳中医药大学、中日友好医院等 16 家科研、教学、医疗单位，对此项工作的大力支持！衷心感谢中国中医药出版社有关领导及华中健编审、伊丽萦博士及全体编校人员对丛书编写及出版的大力支持！

本丛书即将付梓之际，百余名作者感慨万千！希望广大读者透过本丛书，能够概要纵览中医药学术发展之历史脉络，撷取中医理论之精华，传承千载临床之经验，为中医药学术的振兴和人类卫生保健事业做出应有的贡献！

由于种种原因，书中难免有疏漏之处，敬请读者不吝批评指正，以促进本丛书不断修订和完善，共同推进中医药学术的继承与发扬！

《中医历代名家学术研究丛书》编委会

2016 年 9 月

凡例

一、本套丛书选取的医家，均为历代具有代表性或特色学术思想与临床经验的名家，包括汉代至晋唐医家6名、宋金元医家18名、明代医家25名、清代医家46名、民国医家7名，总计102名。每位医家独立成册，旨在对医家学术思想与诊疗经验等内容进行较为详尽的总结阐发，并进行精要论述。

二、丛书的编写，本着历史、文献、理论研究有机结合的原则，全面解读、系统梳理和深入研究医家原著，适当参考古今有关该医家的各类文献资料，对医家学术思想和诊疗经验，加以发掘、梳理、提炼、升华、概括，将其中具有理论意义、实践价值的独特内容阐发出来。

三、丛书在总体框架上，要求结构合理、层次清晰；在内容阐述上，要求概念正确、表述规范，持论公允、论证充分，观点明确、言之有据；在分册体量上，鉴于每个医家的具体情况不同，总体要求控制在10万~20万字。

四、丛书每一分册的正文结构，分为"生平概述""著作简介""学术思想""临证经验"与"后世影响"五个独立的内容范畴。各分册将拟论述的内容按照逻辑与次序，分门别类地纳入以上五个内容范畴之中。

五、"生平概述"部分，主要包括医家姓名字号、生卒年代、籍贯等基本信息，时代背景、从医经历以及相关问题的考辨等。

六、"著作简介"部分，逐一介绍医家的著作名称（包括现存、已经亡佚又经后人辑复的著作）、卷数、成书年代、主要内容、学术价值等。

七、"学术思想"部分，分为"学术渊源"与"学术特色"两部分进行论述。前者重在阐述医家之家传、师承、私淑（中医经典或前代医家思想对其影响）关系，重点发掘医家学术思想的历史传承与学术渊源；后者主要从独特的学术见解、学术成就、学术特点等方面，总结医家的主要学术思想特色。

八、"临证经验"部分，重点考察和论述医家学术著作中的医案、医论、医话，并有选择地收集历代杂文笔记、地方志等材料，从中提炼整理医家临床诊疗的思路与特色，发掘、总结其独到的诊治方法。此外，还根据医家不同情况，以适当方式选录部分反映医家学术思想与临证特色的医案。

九、"后世影响"部分，主要包括"学术影响与历代评价""学派传承（学术传承）""后世发挥"和"国外流传"等内容。其中，对医家的总体评价，重视和体现学术界共识和主流观点，在此基础上，有理有据地阐明新见解。

十、附以"参考文献"，标示引用著作名称及版本。同时，分册编写过程中涉及的期刊与学位论文，以及未经引用但能体现一定研究水准的期刊与学位论文也一并列出，以充分体现对该医家研究的整体状况。

十一、附以丛书全部医家名录，依照年代时间先后排列，以便查检。

十二、丛书正文标点符号使用，依据《中华人民共和

国国家标准标点符号用法》（GB/T 15834–2011）。医家原书
中出现的俗字、异体字等一律改为简化正体字，个别不能
对应简化字的繁体字酌予保留。

《中医历代名家学术研究丛书》编委会

2016 年 9 月

内容提要

　　许叔微，字知可，号近泉，生于北宋元丰三年（1080），卒于南宋绍兴二十四年（1154），宋代真州白沙（今江苏仪征）人。著有《伤寒百证歌》《伤寒发微论》《伤寒九十论》《类证普济本事方》等。许叔微治伤寒宗仲景，于杂病取诸家；指出脾病可以补肾，肾病也可以调脾；其立方遣药，通权达变；化裁古方，创制新方；不仅提出了许多新的观点，还留下了不少真实生动的诊治案例。许叔微不仅对《伤寒论》很有研究，对临床制方用药也造诣甚高。本书包括许叔微的生平概述、学术思想、临证经验、后世影响四部分内容。

许叔微，字知可，号近泉，生于北宋元丰三年（1080），卒于南宋绍兴二十四年（1154），宋代真州白沙（今江苏仪征）人。许叔微勤奋好学，学验俱丰，著有《伤寒百证歌》《伤寒发微论》《伤寒九十论》《类证普济本事方》《类证普济本事方续集》等多部著作，尚有《仲景脉法三十六图》《辨证》《翼伤寒论》《治法八十一篇》《活法》等，可惜均已散佚。许叔微治伤寒宗仲景，于杂病取诸家；指出脾病可以补肾，肾病也可以调脾；立方遣药，通权达变，化裁古方，创制新方。不仅提出了许多新的观点，还留下了不少真实生动的诊治案例。许叔微不仅对《伤寒论》很有研究，对临床制方用药也造诣甚高。许叔微一生以"救物为心"，治病不问贵贱，活人不可胜计。其深得张仲景之妙谛，又自成一家之说，尤能不堕流俗，开辟新境，临证立方，通权达变，言前人所未言，示后人以门径，为中医学术的传承与发展做出了重要的贡献。

通过中国知网（CNKI）、读秀等文献数据平台，对现代以来有关许叔微学术思想研究的论文、论著等进行检索，共检索到期刊论文55篇、学位论文2篇、学术会议论文1篇。主要集中在许叔微学术著作简介与考证、许叔微学术思想研究、许叔微临证治验与特色研究、许叔微医案评析、许叔微对后世的影响等方面。现代以来，还有学者进行许叔微著作的整理研究，出版了《宋代名医许叔微》《许叔微医学全书》《许叔微医案集按》《普济本事方发微》等研究专著。概观这些研究，或着眼于许叔微的某一著作，阐释其学术特色和贡献，或着重阐述许叔微的某一学术思想，或重点阐发其临证经验，分析其医案特色，并指导临床实践，或从多角度进行全方位研究。虽然上述研究从不同角度、不同层面入手，涉猎的内容很丰富。但是，作为宋代的临床大家，许叔微理论造诣深厚，学术思想活跃，临证经验丰富，若要窥其全貌，还需精研原著，认真品味，对其学术成就、学术特色等进行深入、系统的发掘和整理研究。

因此，本项研究以梳理和研究许叔微原著为主，参考相关研究论著，对许叔微的学术思想和临床经验进行了系统整理和深入挖掘，以彰显其勤求古训，博采众方，实事求是，化裁创新的治学特色；弘扬其论伤寒、重脾肾、辨邪正的学术思想，学习其临床诊治杂病的丰富经验，探寻其对后世医学发展的影响。

本次研究采用的许叔微著作版本为：上海科学技术出版社于1959年出版的《普济本事方》，商务印书馆于1956年出版的《许叔微伤寒论著三种》，上海三联书店于1990年出版的《历代中医珍本集成·类证普济本事方续集》，中国中医药出版社于2006年出版的《许叔微医学全书》。希望通过本书，使读者对许叔微有较为全面而深刻的了解，并为中医学术研究和临床诊疗提供参考。

衷心地感谢参考文献的作者以及支持本项研究的各位同仁！

陕西中医药大学　李翠娟

2015 年 6 月

目录

许叔微

生平概述

许叔微，字知可，号近泉，生于北宋元丰三年（1080），卒于南宋绍兴二十四年（1154），宋代真州白沙（今江苏仪征）人。著有《伤寒百证歌》《伤寒发微论》《伤寒九十论》《类证普济本事方》等。许叔微治伤寒宗仲景，于杂病取诸家；指出脾病可以补肾，肾病也可以调脾；其立方遣药，通权达变；化裁古方，创制新方；不仅提出了许多新观点，还留下了不少真实生动的诊治案例。许叔微不仅对《伤寒论》很有研究，对临床制方用药也造诣甚高。

一、时代背景

许叔微生活在北宋中期至南宋初期，经历神宗、哲宗、徽宗、钦宗和高宗五朝。宋代经济的繁荣，有力地促进了文化的发展和科学技术的传播，也使医学发展呈现出一派繁荣景象。尤其是随着政府重视医学和大批儒医的出现，使医学发展到了一个新的阶段。不论是医疗技术的进步、医疗器具的发明、医学分科的深化，还是医学知识的传播普及、医学地位的提高，都达到了一个前所未有的高峰。许叔微就是在这样的社会文化背景下，成长为一名杰出的中医大家的。

（一）宋代理学思想的影响

在意识形态领域，支配两宋300多年的哲学思想是理学。理学亦称道学或性理之学。两宋理学是佛教哲学和道家思想渗透到儒家哲学以后出现的一个新儒家学派。其学派内部又可分为以周敦颐、程颢、程颐及朱熹等为代表的客观唯心主义理学，以及以陆九渊为代表的主观唯心主义理学。

周敦颐可谓是宋代理学家中最早的一人，他提出太极图说，认为天理是自然界与社会的最高原则，理与性是一切事物的基础，而性或理又是先于物质而存在的；在理与气的关系上，理在气先，气由理生。程颢、程颐兄弟则提出"天理"论，朱熹集其大成，完成了理学体系。他们主张"理"是万物之源，"理"在不断运动中，自我分化生"气"（阴气和阳气）和五行以至万物，人就是"理与气合"的产物等。主张"格物致知"，"格物"是通过观察事物以穷天下万物之理，"致知"是使内心之知显现出来，为自己所领悟。只有穷尽万物之理，或读书以明理，才能达到认识的极限而豁然彻悟。以陆九渊为代表的主观唯心主义理学，则反对朱熹"格物致知"的理论，主张"致知格物"，即在内省与反求诸己方面多下功夫，用自己的心智去感悟万物之理。

宋代理学思想，一反汉、唐的训诂注疏之学传统，强调"穷理"，提倡"格物致知"，形成了颇具革新意味的"义理之学"。它提倡对自然界和人本身的观察，注重对客观事物一般规律的探寻，从而参悟出天、地、人之间的哲理。"格物"的目的是"致知"，这种由技进道的思维方式在某种程度上是对经典束缚桎梏的解放，给学术思想界带来一股新鲜活力。在这一学术思潮下，不少宋儒也把研讨医学作为格物致知的内容，在格物致知、由技进道精神鼓舞下学习医学。所以他们的探讨也充满"科学"精神。如苏颂《图经本草》一书的撰写、沈括对各种医学的见解等，都洋溢着实事求是的探索精神。再如，我国古代医学史上仅有的四次与医学有关的尸体解剖实践，就有两次发生在宋代，这大概与格物致知思潮不无关系。同样，这种务实求真、格物致知的精神也影响了一代中医大家许叔微，许叔微求真务实的学风以及重视理论的研究，或多或少地受到了理学的影响。

宋代理学的发展，一定程度上还促进了医学界对五运六气理论的探索，使运气学说在宋代得以盛行。由政府颁行的《圣济总录》，卷首专论运气。

运气学说曾被列为太医局医学生必修之课，甚至朝廷也每年发布"运历"，预告该年所主运气、易生病证及其治疗方法等，予以推广。但是，由于片面强调运气理论，结果把"天人相应"的朴素唯物主义观点演变为宿命论，成为运气循环论，对宇宙事物的认识采取了机械的主观臆断，偏离了辨证施治的精神。沈括在《梦溪笔谈》中指出，气象有常、有变，影响人体的疾病也是变化多端的，如果把运气看成僵化的模式，"胶于定法"，就必然导致错误。从许叔微著作看，并未"胶于定法"。《伤寒九十论·阳明蜜兑证第七》说："伤寒大证相似，脉与证稍异，通变为要，仔细斟酌……于一时之顷，又有浅深也。"在其医案中，应用运气学说者仅二则。一是《伤寒九十论·伤寒暴死证第十一》中，解释"己未岁，一时官病伤寒，发热狂言烦躁，无他恶证，四日死"的原因是"运使然"；指出"己为土运，土运之岁，上见太阴，盖太乙天符为贵人"；"中贵人者，其病暴而死"。二是《伤寒九十论·刚痉证第二十一》，许叔微用"赫曦之纪……火木遇，故年病，此证多刚痉"，解释宣和戊戌岁患刚痉多的原因。他在《伤寒百证歌·第九十四证》中说："夫欲候知四时正气为病及时行疫气之法者，当按斗历占之。"借五运六气之理，以自然界气候变化为根据，帮助推断所能流行的疾病及其预后，许叔微的这种认识是比较务实的。

（二）宋代科技的发展

宋代是我国古代经济、文化、科技发展的全盛时期，也是中医药发展的黄金时期。中华民族具有悠久的文化传统，积累了丰富的历史遗产，为宋代科学技术的繁荣昌盛，提供了肥沃的土壤。宋代为避免唐安史之乱以来藩镇割据和宦官乱政的现象，历朝君主均采取了"重文轻武"的文教政策。随着该政策的实施，逐渐形成了中国封建社会中少见的"文治"局面，培育了利于发展科技文化的良好环境，对古代中国社会发展产生了重要影响。宋代的经济繁荣程度可谓前所未有，农业、印刷业、造纸业、丝织业、制瓷业、航海业、造船业均有重大发展。而宋代政治经济的发展，既为科技兴盛提供了物质基础，更对科技的进一步发展提出了迫切要求，并使宋代的科学技术水平达到封建社会的鼎盛水平。如闻名于世的三大发明——指南针、活字印刷术和火药，都完成和应用于这一时期。天文、数学、历法、地理、农艺、建筑等各个领域的探索与成就都达到了新的水平，在当时的世界上处于领先地位。著名史学家陈寅恪在其所著《金明馆丛稿二编·邓广铭宋史职官志考证序》中言："华夏民族之文化，历数千载之演进，造极于赵宋之世。"中国封建社会的科技发展到宋代，已经呈现巅峰状态，在许多方面实际上已经超过了18世纪中叶工业革命前的英国或欧洲的水平。英国现代杰出科学家、史学家李约瑟博士，在其巨著《中国科学技术史》中指出："每当人们在中国的文献中查找一种具体的科技史料时，往往会发现它的焦点在宋代，不管在应用科学方面或纯粹科学方面都是如此。"经济科学文化的繁荣，在一定程度上也促进了医学的发展。如北宋雕版印刷术的高度发展和活字印刷术的发明，为医药文化的广泛传播奠定了基础；航海业的发展，则为宋代香料药物的进口和应用提供了方便等。许叔微正是在这一科技背景下，借助于当时发达的医药知识，成为宋代著名的中医大家，为中医学的发展做出了重要贡献。

（三）宋代政府对医学的重视

宋代科学技术的发展繁荣，也为医药学的进一步发展创造了条件和空间。宋代政府贯彻儒家"仁政"思想，把医学作为笼络群臣、安抚人民、巩固政权的重要方面，从太祖之朝起就已开政府重视医学风气之先，对医药事业给予了空前的关注。不仅表现在朝廷决策人士对医药活动的倡行和参与上，还反映在兴办医学教育、广征医学资料、整理和校正医书、颁布医药法令等方面。由政府开办的校正医书局、熟药所、和剂局、惠民局、医学、病囚院、慈幼局、安济坊等医药卫生机构设施，多属于开创性质；

校正医书局所校正的医书，至今仍为中医必读的重要典籍。太医局、医学等，比起前代医学教育设施，其规模、制度、教学方法等都更臻完善、合理、成熟。熟药所、和剂局、惠民局，是我国最早的国家药厂和药店，它为发展、规范、推广中成药生产销售发挥了重要的作用，便利了群众，不仅在当时，而且对后世都产生了深远的影响。

北宋初，朝廷比较重视医药书籍的整理出版，于北宋嘉祐二年（1057）创立官办的校正医书局，主要有掌禹锡、孙兆、高保衡、孙奇、林亿等人，准备校定《神农本草》《素问》《灵枢》《太素》《甲乙经》《伤寒论》《金匮玉函经》《金匮要略方论》《千金方》《外台秘要》等医书。此后大部分医书都校定付梓。这些经典著作的校正刊行，对当时及其后的医学发展无疑具有重要意义。许叔微生活在这些书籍校正刊行之后，从而为他的习医和研究创造了良好的条件。

北宋时期，方书非常盛行。北宋政府曾多次组织医官和医家编撰方书。医家和文人、士大夫阶层亦喜搜集医方。如贾黄中等编著的《神医普救方》、王怀隐等编著的《太平圣惠方》、王衮编著的《博济方》、陈师文等编著的《和剂局方》、董汲编著的《旅舍备要方》、史堪编著的《史载之方》、赵佶等编著的《圣济总录》、王贶编著的《全生指迷方》，以及苏轼和沈括编著的《苏沈良方》等。这些书中收集了大量的医方，如《太平圣惠方》和《圣济总录》收集了上万首方。《和剂局方》还作为宋代"官药局"的制剂规范，颁行全国各地。然而大量方书的编撰虽然极大地丰富了临床治疗的方药，但是也带来了一些不良后果。因为这些方书中，一病之下引方众多，一方之中药味多杂，漫无边际，使医者难以选择使用，临床疗效又并不确切，从而造成疾病与治疗之间失掉了理论的联络。许叔微有鉴于此，反对泛泛地集方，必须亲试其方有效，才收录入《普济本事方》。他在该书自序中说："皆有当时事实，庶几观者见其曲折也。"该书有理论、有实践，而且所载方剂疗效确凿，因而影响甚大，受到历代医家的重视。

　　北宋政府校刊大量古医书，这为医学理论研究创造了条件。又由于方书盛行，不少有识医家体会到"方不可恃"，医贵在明理，转而注重医理，重视《伤寒论》的研究。由北宋庞安时、初虞世、朱肱、韩祗和等人首先开始对《伤寒论》的研究，其后，南宋郭雍、杨士瀛，金代成无己等人起而应之。一时研究《伤寒论》蔚然成风，许多有关《伤寒论》的著作也相继出现。作为宋代临床大家之一，许叔微也是踏着医圣的足迹前行，注重《伤寒论》的学习研究，著成《伤寒百证歌》《伤寒发微论》《伤寒九十论》，这三部书被后人合称为《许叔微伤寒论著三种》。

　　总之，政府对医学的重视，给宋代医学的发展提供了直接动力，许叔微正是在这一背景下，在前代医家的理论和实践基础上，结合自己的阅历和临证体会，勇于探索，提出了许多独到的学术见解，形成了自身的学术特点。

（四）宋代儒医的产生

　　宋代发展文官统治，重视文士的培养和选拔，知识分子的社会地位得到提高。大量培养文士的结果，促进了科学文化的发展。其中一部分文士进入医学队伍后，使医学队伍的结构发生变化，无论对医药理论的发展，还是临床经验的总结提高，都发挥了重要作用。加之宋代政府对医学的重视在很大程度上也影响了世人对医学及医生的态度，所有这些都对宋代儒医的产生形成了有力的支持。无可否认，宋代以前确有儒士开始行医，并取得辉煌成就，但他们毕竟仅是少数人，而且得不到整个社会的响应。在宋代则不同，由于受当时思想文化背景、社会政治因素、经济科学条件及本身发展的需要，不是仅仅个别儒者弃儒就医，而是形成了一个儒医阶层。并且在士大夫阶层中，医学知识空前普及，习医、谈医、行医蔚然成风。著名政治家范仲淹说："不为良相，当为良医。"就是对当时士人知医成为风尚的真实写照。故自宋代起，便有"儒医"之称。很多儒者认识到：医术固为儒术之次，然而动关性命，亦非等闲之事。儒识礼义，礼义不修，昧孔孟之教；医知损益，损益不分，害生民之命。医与儒事相通，医儒不可轻，医儒不可分。许叔微也就是在这一社会背景下，从一名进士走上了从医之路，并成为宋代"医儒合一"的代表人物。他认为医学博大精深，可以养生，可以全身，可以尽年，可以利天下与来世。如果精医道，通神明，夺造化，能建起死回生之功，绝不是一般技艺工巧所能比拟。因此，在幼年丧亲的悲痛之余，许叔微立志刻苦学医，一心一意拯救病人，实现儒家济世救人的理想。

二、生平纪略

1080年，北宋元丰三年（庚申），许叔微出生。

1090年，北宋元祐五年（庚午），许叔微11岁，父母亡，开始立志学医。

1108年，北宋大观二年（戊子），许叔微29岁，寓徽州，游学歙邑（安徽歙县）。

1110年，北宋大观四年（庚寅），许叔微31岁，已行医，用白附子散治愈一例头痛患者。

1112年，北宋政和二年（壬辰），许叔微33岁，参加京试未中，给蔡京诊病。

1115年，北宋政和五年（乙未），许叔微36岁。完颜旻建立金朝。

1118年，北宋政和八年（戊戌），许叔微39岁。戊戌年八月，淮南大水，城下浸灌者连月。忽脏腑不调，腹中如水吼数日，调治得愈，自此腰痛不可屈折，如是凡三月，后灸肾俞、服麋茸丸而愈。

1119 年，宣和元年（己亥），许叔微 40 岁，宣和中，每觉心中多嘈杂，下虫二条。

1123 年，宣和五年（癸卯），许叔微 44 岁，癸卯秋九月，牒试淮南，考未中，治同科考生彭子静漏风症。

1127 年，建炎元年（丁未），许叔微 48 岁，北宋亡，高宗建立南宋，定都杭州。建炎初，剧贼张遇破真州，已而疾疫大作，许叔微遍历里门，视病给药，十活八九。

1128 年，建炎二年（戊申），许叔微 49 岁，类试山阳（江苏淮安楚州），省闱不第，归舟次吴江平望。夜梦白衣人曰："汝无阴德，所以不第。"

1129 年，建炎三年（己酉），许叔微 50 岁，己酉虏骑破淮阴，疫疠大作，寓居天庆观，治王朝奉风温病。

1130 年，建炎四年（庚戌），许叔微 51 岁，五月避地扬州。做奇梦云："我恨有三：父母之死，皆为医者所误，今不及致菽水之养，一也；自束发读书，而今年逾五十，不得一官以立门户，二也；后嗣未立，三也。"

1131 年，绍兴元年（辛亥），许叔微 52 岁，寓居在毗陵（常州），为学官王仲礼妹治伤寒发寒热。

1132 年，绍兴二年（壬子），许叔微 53 岁，中第 5 名进士，在毗陵行医。

1133 年，绍兴三年（癸丑），许叔微 54 岁，在四明（浙江宁波）授职后补缺。

1136 年，绍兴六年（丙辰），许叔微 57 岁，在常州府任幕僚（府学教授），此时《仲景脉法三十六图》《伤寒百证歌》《伤寒发微论》等陆续成书。曾任集贤院学士、杭州教官、徽州教官，迁京秩（杭州）。

1138 年，绍兴八年（戊午），许叔微 59 岁，在新安，体虚患风湿。

1139 年，绍兴九年（己未），许叔微 60 岁，一时官病伤寒发热狂言，四日死，是年邪中贵人，气运使然。

1140年，绍兴十年（庚申），许叔微61岁，用神精丹治一家妇病。在京城，升任集贤院学士。

1142年，绍兴十二年（壬戌），许叔微63岁，过毗陵，十年前曾治愈的一例水肿老人率子迎接。

1143年，绍兴十三年（癸亥），许叔微64岁。癸亥中脾元虚不进饮食，作曲术丸数剂自服，饮食倍进。迁居太湖北岸夫椒之潭溪筑梅梁小隐。其后，《普济本事方》成书。

1149年，绍兴十九年（己巳），许叔微70岁，曾治邻人王友生阴阳易一例。《伤寒九十论》成书，其后，《普济本事方续集》成书。

1154年，绍兴二十四年（甲戌），许叔微75岁，病故。

1165～1169年，乾道元年～乾道五年，《许叔微伤寒论著三种》初刻刊行。

1165～1173年，乾道元年～乾道九年，《普济本事方》乾道刊本刊行。

1175年，淳熙二年，《普济本事方》张孝忠刻本刊行。

1206年，成吉思汗建立元朝。《许叔微伤寒论著三种》元刻本刊于初元。

1253～1258年，宝祐年间，《普济本事方续集》宝祐刊本刊行。

1672年，清代徐彬（忠可）作《徐氏注许氏伤寒百证歌》。

1744年，清代叶桂（天士）作《本事方释义》。

1928年，何廉臣作《增订伤寒百证歌注》。

三、从医经历

许叔微行医具体始于何年已难于考证，但最迟不晚于北宋大观四年（1110）。因《普济本事方·卷二》记载了这一年其用白附子散治愈一例族人头痛患者。

关于许叔微从医的动机，其在《普济本事方》自序中说道："余年十一，连遭家祸。父以时疫，母以气中，百日之间，并失怙恃，痛念里无良医，束手待尽，及长成人，刻意方书，誓欲以救物为心。"由此可知，许叔微在十一岁时，有感于父母相继病逝，乡无良医，立誓要成名医，拯救百姓。同时提到"医之道大矣，可以养生，可以全身，可以尽年，可以利天下与后世"。许叔微立下宏愿后，就付诸行动，在习儒之余努力钻研医学。由于他少孤力学，于书无所不读。在学习举子课程的同时，多方搜求中医书籍勤修医道，尤"刻意方书，誓欲以救物为心"。许叔微读书，从《黄帝内经》《难经》《神农本草经》《伤寒论》《金匮要略》等经典著作，到《诸病源候论》《太平圣惠方》《备急千金要方》《脉经》《经史政类备急本草》《苏沈良方》《小儿药证直诀》《针灸甲乙经》《阴毒形证诀》《南阳活人书》等，皆博览而穷究。除了以书为师，许叔微还利用各种机会游学，寻师指点。其游学之处有徽州（今黄山市）、歙邑（今歙县）、汴京（今开封）、苏州、吴江、毗陵（今常州）等地。因许叔微自早年即发奋精研医学，故到中年便以医名著于乡里，成为宋代士人为医的代表。

从另一方面来看，许叔微初习儒学，"尝举乡荐"，但屡举进士不第。北宋大观六年（1112），许叔微到京城参加殿试，此时他不仅在举人中是有名的才子，而且在医术上也很有名气。当时正好宰相蔡京患病，请了很多医生都未治好，蔡京听说许叔微医术高，就请他诊治，许叔微察色按脉，问病施药，"一昔瘳"，只开了一剂药，服后第二天就痊愈了。"京喜，欲官之"，但是"时叔微方下第，郁郁不得志，竟拂衣去"。在当时敢忤逆宰相的意图，给官不要，那是何等的气魄！"以忤时相归，人咸高之"，辞京以后，人们对他更加敬重，医术上的名气也越来越大。许叔微究心医术，殚精方技，诊务繁忙，真州方圆数百里的患者皆来求治，许叔微"无问贵贱，虽晦夜风雨，有以疾告，辄束缊笠屦往，所治辄应手愈……始终不索

酬，志在济人而已，人咸德之"，"所活不可胜计"。南宋建炎二年（1128），
真州城中疫疾大作，许叔微"不以贫贱，家至户到，察脉观色，给药付之。
其间有无归者，某（指许叔微）舆置于家，亲为疗治"。经他诊治者，十活
八九。许叔微这种不计报酬、不取分文的崇高医德，在其医书中也随处可
见。如"予常制此方以授人，服用良验""予药囊中常贮此药，缓急以与
人"等之类的记载，充分体现了一代名医精诚治学、济世救人的风采。

许叔微于南宋绍兴二年（1132），53岁时方中进士，登第五名。许叔微
曾任徽州、杭州教官，以及翰林集贤院学士，故后人也称他为"许学士"。
许叔微虽举进士，然已逾"知天命"之年，又逢南宋政权苟且偏安，奸佞
当道，残虐忠良，遂弃官归里，隐居于马迹山（今无锡马山镇一带），潜心
岐黄，行医济人。其为人诊病，不分昼夜，不问贫富，不计报酬，救活了
无数患者，为时人所称颂。许叔微与抗金名将韩世忠过往甚密。岳飞被害
后，韩世忠自请解职，移居苏州，常渡太湖访许叔微，共抒忧国情怀。今
位于马山镇桃坞村处的"梅梁小隐"厅堂内，尚保存有韩世忠题写的"名
医进士"匾额。许叔微晚年，又将"谩集已试之方及所得新意"，著书以
传世。他说："余既以救物为心，予而不求其报，则是方也，焉得不与众共
之。"显示了其高尚的医德。山阳范应德，是其高弟，深得其传。

许叔微一生多病，在《普济本事方》中屡有记述。39岁时曾患腰痛不可
屈折；40多岁患虫疾；64岁食欲不振，便血30年。此外，还曾患停饮、虚
损、臂痛等疾。这些痛苦的疾病经历，对他潜心研究医学也起到了一定的
促进作用。由于许叔微医德高尚，医术高超，老百姓称其为神医，文武官
员、商贾僧尼、宗室显贵，凡有疑难病都找他治，"每遇疑难，必阐其蕴，
发其微，究其源，穷其奥，以故奇症怪病，皆能疗之"。许叔微论病见解独
到，引经据典，师古而不泥古，每能屡起沉疴，效如桴鼓。这一点在《伤
寒九十论》《普济本事方》等许叔微著作所记载的医案中也可窥见一斑。如

《伤寒九十论·大青龙汤证》记载："何保义从王太尉军中，得伤寒，脉浮涩而紧。予曰若头疼，发热，恶风，无汗，则麻黄证也。烦躁，则青龙汤证也。何曰：今烦躁甚，予投以大青龙汤。三投，汗解。论曰：桂枝、麻黄、青龙，皆表证发汗药。而桂枝治汗出，恶风；麻黄治无汗，恶寒；青龙治无汗，而烦。三者皆欲微汗解。若汗多，亡阳，为虚，则烦躁不眠也。"

许叔微注重实践，用药多亲自研制，遇到无对症方可选择自制新方。很多医方都先验之于己，而后施之于人。如在《普济本事方·卷二》中记载，戊戌年八月，淮南大水，城下浸灌者连月，许叔微忽脏腑不调，腹中如水吼数日，调治得愈，自此腰痛不可屈折，如是凡三月，后灸肾俞服麋茸丸而愈。《普济本事方·卷三》中记载，许叔微服用苍术健脾燥湿治疗自身膈中停饮，已成癖囊之候。这些躬亲实践，绘行绘色，令人如临其境。

许叔微对《伤寒论》很有研究，是宋代研究《伤寒论》的大家之一。著有《伤寒百证歌》《伤寒发微论》《伤寒九十论》等，对张仲景的辨证论治理论有进一步阐发和补充。他说："伤寒治法，先要明表里虚实。能明此四字，则仲景三百九十七法，可坐而定也"（《伤寒发微论·论表里虚实》）。

为了普及《伤寒论》知识，弘扬六经辨证，许叔微对《伤寒论》中一百个症状及治法进行整理编排，以七言歌诀体裁叙述，编撰成《伤寒百证歌》，成为中国医学史上最早用"按症类证"法研究《伤寒论》的著作。同时将其学习《伤寒论》的心得体会，著成《伤寒发微论》，将自己运用经方的案例整理编撰成书，定名《伤寒九十论》，将"已试之方，及所得新意，录以传远，题为《普济本事方》"，取名"本事"，意其所记皆为亲身体验的事实。此外，许叔微还著有《仲景脉法三十六图》《辨证》《翼伤寒论》《治法八十一篇》《活法》等书，可惜这些书已佚，其内容已无从考证。

许叔微的学术思想中，较为突出的是对脾肾关系的理解。许叔微认为，肾是一身之根柢，脾胃乃生死之所系，脾病可以补肾，肾病也可以调脾。这一见解对后世研究脾肾关系和临床作用，具有很大的启发作用。他还善于化裁古方，创制新方，至晚年将平生应用的验方和医案，整理编写成《类证普济本事方》和《类证普济本事方续集》。

南宋绍兴二十四年（1154）许叔微逝世，终年74岁，葬于马迹山檀溪村东麓。现马迹山有许叔微故居"梅梁小隐"，又名"三缰老屋"，故居原有建筑三十余间，由于年代久远，现仅存一进二院。故居前有行迹"隐居泉""三缰树"，为许叔微亲手栽植的三株缰树，现只剩两棵枯树干。树前隐居泉边，有无锡市人民政府于1983年11月所立石碑，铭文"三缰老屋——许叔微故居旧址"，为市级文物保护单位。

总之，许叔微的一生，先儒而后医，精思敏求，躬身实践，治伤寒宗仲景，于杂病取诸家，尤能不堕流俗，开辟新境，临证立方，通权达变，既有常法可循，又有奇方妙丹，言前人所未言，示后人以门径，堪称一代名医。

许叔微

著作简介

　　许叔微对《伤寒论》进行了深入的研究，对临床各科制方用药也造诣甚高，是宋代杰出的伤寒学家和临床家。许叔微的著作有：《仲景脉法三十六图》（已佚）、《伤寒百证歌》5卷、《辨类》5卷（已佚）、《伤寒发微论》2卷、《翼伤寒论》2卷（已佚）、《治法八十一篇》（已佚）、《伤寒九十论》1卷、《类证普济本事方》10卷、《类证普济本事方续集》10卷。其中，《伤寒百证歌》《伤寒发微论》《伤寒九十论》，被后人合称为《许叔微伤寒论著三种》。兹简介以下五部著作的主要内容及特点。

一、《伤寒百证歌》

　　《伤寒百证歌》，又名《拟伤寒歌》《伤寒歌》《张仲景注解伤寒百证歌》。《读书敏求记校证·卷三》曰："是书乃述张仲景之意而申言之，刻者误加'张仲景注解'五字……知可所作各书，有《拟伤寒歌》三卷，凡百篇，当即是书，惟误五为三。"

　　《伤寒百证歌》，共五卷。其中，卷一、卷二为伤寒辨证总纲歌诀；卷三至卷五，为伤寒各种证候歌诀。具体内容主要有5个方面：一是总论脉证、病证、五脏死绝、死脉、死候等；歌诀计5首，如第1～2证，第98～100证。二是各论病证，有中风、伤寒、中暍、3种湿病（湿温、中湿、风湿）、5种温病（温病、温疟、风温、温疫、温毒）、似伤寒证（食积、虚烦、寒痰、脚气）、痉病、狐惑、百合、阳毒、阴毒、疫气、阴阳易、妇人伤寒、热入血室、差后病等；歌诀计17首，如第13～14证、第22～30证、第92～97证。三是各论病机，有表证、里证、表里寒热、表里虚实、急救表里、无表里证、表里水证、表里证俱见、三阴三阳传入、阴阳两感、太阳阳明合病、太阳少阳合病、三阳合病、太阳少阳并病、阴证似阳、阳证似阴、阴盛格阳等；歌诀计17首，如第3～12证、第15～21证。四是各论症状，有发热、潮热、往来寒热、汗之而热不退、下之而仍发热、恶寒、背恶寒、厥证、结胸、痞证、发黄、发狂、发斑、发喘、发渴、吐血、衄血、吃噫、谵语、烦躁、懊忱、怫郁、惊惕、心悸、冒闷、干呕、吐逆、霍乱、头疼、胁痛、腹痛、咽痛、咳嗽、遗尿、腹满、蛔厥、自汗、头汗、欲得汗、舌上苔、下脓血、昼夜偏剧、循衣撮空、筋惕肉瞤、口燥咽干、似疟、邪中二焦、多眠、不得眠、小便不利、小便自利、大便不利、大便下利等；歌诀计53首，如第39～91证。五是总论治法，有可汗不可汗、可下不可下、可吐不可吐、可火不可火、可水不可水、可灸不可灸、可针不可针、可温等；歌诀计8首，如第31～38证。

　　概观本书，其主要特点和贡献如下：

　　其一，采用七言歌赋的形式，便于记诵。本书是许叔微在对《伤寒论》进行深入研究的基础上，将《伤寒论》全书融会贯通，就书中表里、阴阳、咽痛、霍乱、吐逆、腹满、自汗、脉象、合病、并病、治疗等，用通俗的七言歌诀形式归纳成方歌一百首，并附以诸方治法而成，歌诀朗朗上口，便于学者习诵，掌握要点。如第十三证阳证阳毒歌："太阳脉浮恶寒气，阳明恶热脉来长，少阳口苦胁下满，往来寒热脉弦张。"熟读此歌就可很轻松地掌握太阳、阳明和少阳的主证和脉象。这种歌诀形式便于记忆和传诵，对《伤寒论》的普及起到了很大作用，也成为中国医学史上最早用"按症类证"法研究《伤寒论》的著作。

　　其二，结合临床实践，融会贯通，阐发伤寒论精华。本书所载七言歌诀并不是简单的罗列伤寒论条文，而是许叔微在对《伤寒论》进行深入研究、融会贯通的基础上，结合自己的临床实践，对其中的要点进行归纳和

018

总结。例如第三十九证发热歌："太阳发热恶寒栗，阳明身热汗自出，少阳发热多干呕，三阳发热证非一，大抵寒多为易治，热多寒少因寒极。解热大小柴胡汤，更看浅深为妙术。三阴初无发热证，唯有少阴两证实，脉沉发热属麻黄，里寒外热宜四逆。"上述歌诀，不仅概括总结了《伤寒论》六经发热的症状鉴别要点，而且提出了辨证论治的思路和具体方药，体现了许叔微对伤寒论的研究深入及其丰富的实践经验。

其三，采众家之说，补充伤寒论之不足。在歌诀的注解中，许叔微还多援引《诸病源候论》《备急千金要方》《外台秘要》，以及华佗、宋迪、孙兆、孙尚、孙用和、朱肱、庞安时、王实等人之说以补充发挥。如凡遇仲景有论无方者，采《备急千金要方》等方补之；遇仲景议论尚有不足者，以《诸病源候论》等诸说辅之，所言皆浅显晓畅，易于理解。同时许叔微还把自己多年研究伤寒的体会夹叙其中，使之更切合临床实际运用。

其四，提出伤寒"三纲鼎立"说。"风伤卫，寒伤营，风寒两伤营卫"之说，晋代王叔和倡之于前，唐代孙思邈辨之于后，许叔微在此基础上提出了"三纲鼎立"说。如《伤寒百证歌·第二证·伤寒病证总类歌》中曰："伤寒中风与温病，热病痉暍并时疫，证候阴阳虽则同，别为调治难专一。一则桂枝二麻黄，三则青龙如鼎立，精对无差立便安，何须更数交传日。"孙尚药注曰："一桂枝，二麻黄，三青龙。三日能对无差，立当见效，不须更候五日，转泻反致坏病也。"随后伤寒学派之错简重订流派方有执、喻嘉言等着重发挥了"卫中风""营伤寒""营卫俱中伤风寒"之论，并将风寒中伤营卫之论概括为"三纲鼎立"学说。

总之，本书不仅突出反映了许叔微研究伤寒以表里虚实辨证为纲的观点，而且对传播和普及《伤寒论》及其辨证论治精神，发挥了重要作用。其将《伤寒论》以症状为目归纳成歌诀，又收集不少医家的发挥，这在现存医书中尚属首创。故何廉臣在其《增订伤寒百证歌注》绪言中评曰："宋许叔微学士……将医经表里、阴阳、寒热、虚实，各种传变，缕析条分，编为歌括，附以诸方治法，使人头绪井然，易于记诵，岂非学者之导师乎？其书独出机杼，又能全书经文，略参经验心得，足以继往开来。"

《伤寒百证歌》版本有：元刻本、明刻本、清咸丰（1852）藏修书屋刊本、清汀州张氏校刊本、述古堂丛钞本、十万卷楼丛书本、翠琅玕馆丛书本、藏修堂丛书本、铁琴铜剑楼影抄本、清光绪（1889）上海江左书林石印本、成都铅印本、丛书集成本、1935年苏州国医书社铅印本、1956年商务印书馆《许叔微伤寒论著三种》本、1993年人民卫生出版社整理本、2000年上海科学技术出版社《续修中国医学大成》本、2006年中国中医药出版社《许叔微医学全书》整理本、2010年江苏科学技术出版社《续修四库全书伤寒类医著集成》本等。

二、《伤寒发微论》

《伤寒发微论》，又名《张仲景注解伤寒发微论》，全书共二卷二十二论，是许叔微对《伤寒论》脉象、用药、治疗及病证等学习的心得汇编。第一论，历述伤寒72证证治，并加以简明阐释。第二论以下，则多为零散的札记小品，无系统性。如论桂枝汤用赤白芍药不同、桂枝肉桂、用大黄药、伤寒慎用丸子药、桂枝麻黄青龙用药三证、林亿疑白虎证有差互、两感伤寒、表里虚实、发热恶寒、风温证、温疟证、伤寒以真气为主、治伤寒须依次第、伤寒须早治、表证未罢未可下、阴不得有汗、仲景缓迟沉三脉、滑脉、弦动阴阳二脉不同、中风伤寒脉、中暑脉不同等。论述中每引前贤之语，言简意赅，探隐索微，颇具启迪。具体而言，其主要特点和贡献如下：

其一，提出论治伤寒以保人体真气为主。许叔微认为，不管伤寒是阴证还是阳证，人体的真气最为重要，真气（或曰正气）的盛衰，对于疾病的治疗与转归有着决定性意义。其在《伤寒发微论·论伤寒以真气为主》篇曰："伤寒不问阴阳证，阴毒阳毒，要之真气完壮者易医，真气虚损者难治。谚云：伤寒多死下虚人。诚哉是言也！盖病人元气不固，真阳不完，受病才重，便有必死之道。何也？阳病宜下，真气弱则下之多脱；阴病宜温，真气弱则客热便生。故医者难于用药，非病不可治，主本无力也……自身无病，真气完固，虽有寒邪，易于用药，故曰二者可调。是知伤寒以真气为主。"

其二，重视伤寒论治中具体药物的选择。许叔微在临证中，非常重视具体药物的选择运用。其在《伤寒发微论》中，有论桂枝汤用赤白芍药不同、论桂枝肉桂、论用大黄药、论伤寒慎用丸子药、论桂枝麻黄青龙用药三证等多篇都强调临证用药的细节，对《伤寒论》临床用药问题进行了很有价值的补充。如《伤寒发微论·论桂枝汤用赤白芍药不同》指出，桂枝汤里"仲景以桂枝发其邪，以芍药助其弱，故知用白芍药也"。在临床运用桂枝汤时，一般都遵守此意。在《伤寒发微论·论桂枝肉桂》亦云："仲景桂枝汤用桂枝者，盖取桂之枝梢细薄者尔，非若肉桂之肉厚也。盖肉桂厚实，治五脏用之者，取其镇重也。桂枝轻扬，治伤寒用之，取其发散也。"强调桂枝汤用桂枝不用肉桂的原因，也告诉人们临床应根据肉桂、桂枝之性不同，分别治疗内伤外感之疾。又如，在《伤寒发微论·论用大黄药》中，强调大黄为伤寒要药，但用之也要得当，否则也会导致虚虚实实之患。

其三，以八纲辨证阐发《伤寒论》。许叔微认为，《伤寒论》虽以三阴三阳分证，但是分析病情、确定治则治法、选择方药的关键，还在于明辨阴阳、表里、寒热、虚实，即八纲。他在《伤寒发微论·论表里虚实》中说："伤寒治法，先要明表里虚实，能明此四字，则仲景三百九十七法，可坐而定也。"八纲之中，尤以阴阳为总纲。若阴阳不辨，就不能进一步分析表里、寒热、虚实。许叔微也常结合阴阳、寒热、虚实而论。言其表，则"身热恶寒脉又浮，偏宜发汗更何求"；言其里，则有阴阳之别。在阳专指阳明腑证，在阴则总赅太阴、少阴、厥阴。故云："不恶寒兮反恶热，胃中干燥有潮热，手心腋下汗常润，小便如常大便结，腹满而喘或谵语，脉沉而滑里证决……三阴大约可温之，积证见时方发泄，太阴腹满或时痛，少阴口燥舌干渴。"皆为切合临床之言。

其四，强调伤寒须早治。许叔微十分推崇仲景法治，在《伤寒发微论》的22论中，对治则、治法、方药等的论述占据大半。这些皆为许叔微研究学习《伤寒论》的心得体会，故陆心源曰：读来有"探微索赜，妙语通神"之感。但是许叔微师古并不泥于古，如其从《伤寒论》中悟出伤寒须早治。他在《伤寒发微论·论伤寒须早治》曰："凡作汤药，不可避辰夜，觉病须臾，须宜便治，不等早晚，则易愈矣。如或差迟，病即传变，虽欲除治，必难为力。"谆谆告诫："早为治疗，如救火拯溺。"强调及时治疗的重要性。并且主张早治的同时还要注意病之浅深，要"顾及表里，待其时日"，依次第施治，以能切中病情，不致有实实虚虚之误。故他提出治伤寒"不循次第，虽暂时得安，损亏五脏，以促寿期"（《伤寒发微论·论治伤寒须依次第》）。这一观点，对后世温病学家依"卫气营血"次第施治的思想不无启发。

总之，本书篇幅虽然不大，但内容涉及有关伤寒的证候、脉法、治法和用药，不乏个人新见，常给人以启发，是学习《伤寒论》的一本辅助读物。汪琥《伤寒论辩证广注·卷首》说："首论伤寒七十二证候，次论桂枝汤用赤白芍，三论伤寒用丸子药，六论伤寒以真气为主，十论桂枝肉桂，十五论动脉阴阳不同，此皆发明仲景微奥之旨，书名'发微'，称其实矣。"恰如其分地评价了《伤寒发微论》对《伤寒论》的学术贡献。

《伤寒发微论》现存版本有：元刻木、明刻本、十万卷楼丛书本、丛书集成本、日本刻本、1956年商务印书馆《许叔微伤寒论著三种》本、1993年人民卫生出版社整理本、2000年上海科学技术出版社《续修中国医学大成》本、2006年中国中医药出版社《许叔微医学全书》整理本、2010年江苏科学技术出版社《续修四库全书伤寒类医著集成》本等。

三、《伤寒九十论》

《伤寒九十论》，又名《伤寒论》《伤寒治验九十论》。《铁琴铜剑楼藏书目·卷十四》记载："《伤寒治验九十论》一卷，宋许叔微撰，每证各系以论，凡九十篇。原书名《伤寒论》。群人刘大生校录，增'治验'字。大生不知何时人。"

本书共一卷 90 论，每论首记病例和治疗经过，然后再加以评述，是许叔微治伤寒的医案集。共精选医案 90 例，以《内经》《难经》《伤寒论》等典籍为根据，结合自己临证体会加以剖析，详加讨论，阐发机理和处方用药的心得。其中，有成功经验，也有不治病例，是现存最早的医案专著，颇具临床价值。本书为《伤寒论》临床运用时不可多得的重要参考书，在历代医案中也可称得上乘之作。其主要特点和贡献有：

其一，辨证论治，灵活运用。《伤寒九十论》中所载案例，是许叔微研读《伤寒论》并实践于临床的经验总结。许叔微遵循仲景方义，辨证论治，效如桴鼓。如"桂枝加厚朴杏子汤证第三"所言，一武弁被俘，侥幸逃脱后，饱食、解衣而卧，次日即作伤寒，他医仅根据病因而运用汗、下等法，杂治数日，出现昏困，上喘息高。许叔微根据仲景太阳病下之，表未解，微喘者，桂枝加厚朴杏子汤，一投而喘定，再投而漐漐汗出，至晚身凉而脉已和矣。向后人证明仲景法之良好疗效，并非诳惑后世也。又如，"阳明急下证第十四"记载："乡里豪子得伤寒。身热目痛，鼻干不眠，大便不通，尺寸俱大，已数日矣。自昨夕，汗大出。予曰：速以大柴胡下之。众医骇然，曰：阳明自汗，津液已竭，当用蜜兑，何故用大柴胡药？予曰：此仲景不传妙处，诸公安知之，予力争，竟用大柴胡，两服而愈。"许叔微深得仲景妙义，力争用大柴胡汤而病愈，并进一步论述曰："仲景论阳明云：阳明病，多汗者，急下之。人多谓已自汗，若更下之，岂不表里俱虚也……世人罕读，予以为不然，仲景称急下之者，亦犹急当救表，急当救里。凡称急者，急下之有三处。才觉汗出多，未至津液干燥，速下之，则为径捷，免致用蜜兑也。盖用蜜兑，已是失下，出于不得已耳。若胸中识得了了，何疑殆之有哉？"详细阐述了其如何理解仲景原义并应用于临床的过程。其他，如大青龙汤证、大柴胡汤证、葛根汤证、桂枝汤证、白虎加人参汤证等，都是许叔微根据《伤寒论》的条文，直接运用经方有效治疗的典型案例。在临证实践中，不仅以辨证论治为准则，还灵活运用仲景法。如"麻黄汤证第四"记载：一病人患伤寒，诊之则"发热、头痛、烦渴，脉虽浮数无力，自尺以下不至"，据此，许叔微认为"虽麻黄证，而尺迟弱"，于是遵仲景"尺中迟者，营气不足，血气微少，未可发汗"之义，先予以建中汤加当归、黄芪调中补虚，及六七日，中气已补，营气已充，"尺脉方应"之时，方投以麻黄汤解散风寒，五日得愈。

其二，加减化裁，补其未备。《伤寒九十论》中所载案例，大多为经方原方的临证应用，加减化裁的情况相对较少。纵观《伤寒九十论》90例医案，仅有3例是对经方的加减。一是热入血室证十六，治毗陵学官王仲景妹，许叔微先用一呷散，再用小柴胡汤加生地黄，是对仲景小柴胡汤的加味。二是少阳证三十三，治市人周姓者，许叔微先用牡蛎四逆汤定惊悸，后用桂枝柴胡各半汤，其中牡蛎四逆汤是四逆汤的变方。三是发黄证四十六，治一豪子病，许叔微用茵陈汤调五苓散与之，是对茵陈蒿汤、五苓散的化裁。这些医案，体现了许叔微在《伤寒论》方面有着很高的造诣。清代俞震于《古今医案按·伤寒》按中就曾赞其曰："仲景《伤寒论》，犹儒书之《大学》《中庸》也。文辞古奥，理法精深。自晋迄今，善用其书者，惟许学士叔微一人而已。所存医案数十条，皆有发明，可为后学楷模。"有关病案，对仲景书中未备之治法及方证，许叔微进行了补充，如"脐中出血证第九"云："一妇人得伤寒数日，咽干烦渴，脉弦细。医者汗之，其始衄血，继而脐中出血，医者惊骇而遁。予曰：少阴强汗之所致也。盖少阴不当发汗。仲景云：少阴强发汗，必动其血，未知从何道而出，或从口鼻，或从耳目，是为下厥上竭，此为难治。仲景云无治法，无药方。予投以姜附汤，数服血止，后得微汗愈。"此案为少阴证而误汗之，导致血妄行，自脐中出。此时若服以止血药，只治标不治本，许叔微在仲景无治法，无药方的情况下，根据自己多年的临床经验，认为应治少阴之本，投以姜附汤，使血止而病除。又如"湿家发黄证第四十七"，在仲景无药方的情况下，引用《外台》瓜蒂散（瓜蒂、赤小豆、秫米）搐鼻，治疗因头中寒湿所导致的病人身体疼痛，面黄喘满，头痛，自能饮食，大小便如常，鼻塞而烦，脉大而虚之病证。

其三，治学严谨，实事求是。该书所载90个案例中，既有大量成功的治验，同时亦载录了一些失治或不治的实例，如《伤寒九十论·六阳俱绝证》一案记载：一位达官因乘舟急归，因正逢四月风雨，加之饮食不时，而得疾如伤寒状，头重自汗，身体悉疼。他医作中风湿证治，投以术附、姜附等汤，汗不止，单服附子及灸脐下，亦不能止。许叔微诊视后，认为六阳俱绝，已不可治。后果然汗出如珠，半时而卒。此外，如肾虚阳脱证案、指甲青黑证案、瞪目直视证案、舌卷囊缩证案、循衣摸床证案、邪入大经证案等，均为病重不治而亡的案例，均给人以启迪。上述医案，既体现了许叔微在危重症诊查中的敏锐洞察力，也体现了许叔微严肃的治学态度和实事求是的治学精神。

其四，条理清晰，论证有据。该书所载医案，一般都是首记病例和治疗过程，再以《内经》《难经》《伤寒论》《神农本草经》等典籍为依据，间或结合个人临证心得加以剖析，阐发病机、治则和处方用药之旨。整个诊治过程思路清晰，论证有理有据；有些论述阐发深刻，对后世影响深远。如"阳明可下证第六"记载：李姓武弁，年逾七十，患伤寒，脉洪大而长，大便不通，身热无汗。许叔微认为是阳明证，须下，予承气汤，病家恐气弱不禁，但服其半而病不愈。后许叔微亲视饮之，下燥屎十数枚而病愈。对此案例，许叔微进一步阐释曰："老壮者形气也，寒热者病邪也。脏有热毒，虽衰年亦可下；脏有寒邪，虽壮年亦可温，要之与病相当耳。失此，是致逮毙也，谨之。"认为老年体弱不耐攻下，壮年质强补益宜慎，但这只是一般的原则，治疗要"因人制宜"，对每一具体病证治疗，临证又须通变，"脏有热毒，虽衰年亦可下，脏有寒邪，虽壮年亦可温"，总以辨证为准绳，药证相对，方不致误。这一经典阐述，对后世临证用药具有重要的指导意义。又如"辨桂枝汤用芍药证第一"，对于芍药用"赤芍药"或"白芍药"，《太平圣惠方》与孙尚药方各执一词，于是许叔微引《神农本草经》所载芍药的功用，似全属赤芍，故认为桂枝汤似应以用赤芍为是，而"芍药甘草汤"中则应用白芍以补血。此外，在"循衣摸床证第二十八"引华佗语：病人循衣摸床，谵语，不可治。在"懊侬怫郁证第八十五"引《素问》云胃不和则卧不安，来论证胃中有燥屎，胃不和，则夜不得眠，用承气汤下之而愈的案例。这些均说明许叔微既精研仲景辨证论治思想，又博采众家之理，论证有理有据，足见其学术之精湛。

《伤寒九十论》的版本有：钞本、清咸丰（1853）刻本、琳琅秘室丛书本、求志居丛书术、清光绪（1899）成都崇文斋刻本、1912年黄氏济忠堂刻本、丛书集成本、1936年《中国医学大成》本、1956年商务印书馆《许叔微伤寒论著三种》本、1993年人民卫生出版社整理本、2006年中国中医药出版社《许叔微医学全书》整理本、2010年江苏科学技术出版社《续修四库全书伤寒类医著集成》本等。

四、《类证普济本事方》

《类证普济本事方》，十卷，又名《普济本事方》《本事方》。该书是许叔微晚年所著方书，为其生平历验有效之方、医案和理论心得的汇集之作。

此书取名"本事",意其所记皆为亲身体验的事实。许叔微自序说:"谩集已试之方,及所得新意,录以传远,题为《普济本事方》,孟启有《本事诗》,杨元素有《本事典》,皆有当时事实,庶几观者见其曲折也。"本书按病分为:中风肝胆筋骨诸风、心小肠脾胃病、肺肾经病、补益虚劳方、头痛头晕方、风寒湿痹白虎历节走注诸病、风痰停饮痰癖咳嗽、积聚凝滞五噎膈气、膀胱疝气小肠精漏、翻胃呕吐霍乱、脏腑泄滑及诸痢、虚热风壅喉闭清利头目、肿满水气蛊胀、肾脏风及足膝腰腿脚气、肠风泻血痔漏脏毒、衄血劳瘵吐血咯血、眼目头面口齿鼻舌唇耳、诸嗽虚汗消渴、金疮痈疽打扑 诸疮破伤风、诸虫飞尸鬼疰、腹胁疼痛、杂病、伤寒时疫、妇人诸疾、小儿病等25门,包括内、外、妇、儿、伤、五官、针灸各科。每门分列数证,证下系方若干,共收录373方;每方首列主治、方名、药味、药量,次录治法、服法。其中,有81则论证和论述,见解精辟,大多后附病例,条理明晰。这些方中,十分之七为丸、散、膏、酒、粥、针灸、按摩,十分之三为汤剂,其中煮散最多。书末的"治药制度总例"70多条,有关药物炮制方法,颇切实用。其主要特点和贡献有:

其一,文字简明,切于临床。该书文字简明,条理清晰,列证、辑方切于临床。如对各类积证,许叔微除用缠金丹、硇砂丸等治疗外,又依病情分为酒、肉、血、气、水、涎、食六类病候,分别治疗。提出用硇砂、水银治肉积;神曲、麦蘖治酒积;水蛭、虻虫治血积;木香、槟榔治气积;牵牛、甘遂治水积;雄黄、腻粉治涎积;礞石、巴豆治食积,同时强调"须是认得分明,是何积聚,然后增加用药""用群队之药,分其势则难取效",认为临证中应明确积之病因,然后根据病邪的特点选用药物。在选用药物时,还注意相同药效的药物要配伍用之。又如对阴毒证,由浅入深分为始得、渐深、沉困三候,而以正元散、玉女散、灼艾脐中等方药分别治疗。

其二,博采众方,加减化裁。该书共收入许叔微"平生已试之方"300

余首，这些方来源十分广泛，除了仲景方和许叔微自己创制的方剂外，还收录了《备急千金要方》《太平圣惠方》《和剂局方》《必用方》《活人书》《千金髓》《经效产宝》《万金方》等医书，及孙兆、庞安时、杨吉老、沈括、医官都君予、张医博士、蔡太师、张昌时、晁推官、郑康德、崔元亮、田滋、大智禅师、佛智和尚、湛新道人等及民间的单验方。这些方剂，都是许叔微亲自临证验证确有效验者，充分展示了融古通今，注重实效，博采众方的临证方药特色。同时，许叔微在临证实践中并不是完全墨守成规，而是根据病情机动灵活地化裁古方。如用小柴胡汤加生地黄治疗"热入血室"，黄芪建中加当归汤治疗虚人伤寒等。许叔微自创的许多方剂，更是疗效独特，对后世影响深远。如开胃养气进食的七珍散；治脾元久虚，不进饮食，停饮胁痛的曲术丸；治肾经虚，腰不能转侧的麋茸丸；治脾肾虚弱，全不进食的二神丸；治疗肠风的槐花散；治惊忧积气，心受风邪，发则牙关紧急，涎潮昏塞，醒则精神若痴的"予家秘方"惊气丸；治疮毒后所致耳聋的地黄汤；治妇人头风的芎羌汤等。这些方剂，均为后世医家吸取或借鉴，已成为临床治疗相关疾病的名方。

其三，理论精深，启迪后学。纵观《普济本事方》全书，书中除了记载许叔微大量"平生已试之方"外，更有许多临证所得新意。这些理论见解，不堕流俗，开辟新境，启迪后世。如许叔微从《内经》"邪之所凑，其气必虚"的理论，悟及"留而不去，其病则实"的道理，进而提出"必先涤所蓄之邪，然后补之"的治疗法则，对后世领略虚实大义，洞察虚实转化之机，正确运用扶正祛邪之法，具有重要的启迪意义。再如，"虚则补其母，实则泻其子"是一般的治疗原则，而许叔微在此基础上又提出了"治劳当补其子"的论点。又如，对脾肾关系的认识，认为肾为先天之本，脾为后天之本，二者相互资生。一方面，肾如薪火，脾如鼎釜，肾火能生脾土，故当"有人全不进食，服补脾药皆不验"时，许叔微认为"此病不可全作脾虚。盖因肾气怯弱，真元衰劣，自是不能消化饮食。譬如鼎釜之中，置诸米谷，下无火力，虽终日米不熟，其何能化？"立二神丸（补骨脂、肉豆蔻）一方温补脾肾，以治脾肾虚弱，全不进食之症。另一方面又认为，脾生谷气，全谷气可生精气，精气旺则肾强，故治疗肝肾俱虚，精气不固的五味子丸，除用巴戟天、肉苁蓉、菟丝子、覆盆子、骨碎补、熟地黄等补肾固精外，还配有人参、白术等补脾药物，以谷气养精气。许叔微在当时有人强调补肾，有人强调补脾，甚至提出"补脾不如补肾"（严用和），或"补肾不如补脾"（孙兆）的背景下，提出"补脾常须暖肾""补下焦多兼补中焦"的治疗法则，这种认识是相当可贵的，也为后世医家全面认识脾肾之间的关系带来启示。此外，对惊悸多魇，通夕无寐症，主张不治心病而治肝，对男子遗泄，不徒事敛涩，却作肾气闭以通导论治等。这些理论创见，含义深刻，对后世临床实践具有重要的指导意义。

其四，用药精良，重视炮制。《普济本事方》中，不仅辨证精确，用方精良，而且在具体用药上也非常讲究，对药物炮制、服药剂型、服药时间、服药方法等，都一一详细论述。如许叔微非常重视对药物道地与否的选择及其炮制，认为"必土产之道地，炮制之精良"，不然就会影响方剂的治疗效果。因此不仅在每个方药下详细阐述，而且还在《普济本事方》中专门设有"治药制度总例"一节，专篇论述药物炮制。其中，共记载了107味药的炮制方法，另有"诸石""诸角""诸花"等一类药物共同的炮制方法介绍，对后世药物炮制颇有参考价值。对于服药方法、服药时间，许叔微也非常讲究，根据不同的病情，食前食后，热服冷服，或运用不同的引药下服。如用真珠丸治疗肝经因虚，内受风邪，卧则魂散而不守，状若惊悸的病证时，许叔微强调此药要金银薄荷汤下，日午夜卧服。因为金银之气，能镇肝逆，薄荷之气，辛散通络，既可引诸药入肝，又可助真珠丸养血镇肝安魂之功。日午夜卧服药，正好利用药物在服药后起效时间内，发挥其镇静安神作用，从而使不寐病人得到理想的治疗效果，由此可见许叔微临证用药之精细。

《普济本事方》版本有：南宋乾道刊本、南宋淳熙刊本、南宋宝祐刊本、元刊本、清康熙刊本、日本享保（1735）向井八三郎刊本、日本享保（1736）大版新叮西尸小滨书林刊本 、日本元文（1738）刻本、清乾隆（1750）芸晖堂抄本、四库全书本、清乾隆（1777）王陈梁校刊本、清刻本、日本刻本、日本抄本、清徐大椿批注抄本、写刻本、1959年上海科技出版社刊本、2006年中国中医药出版社《许叔微医学全书》整理本等。

五、《类证普济本事方续集》

《类证普济本事方续集》，又名《类证普济本事方后集》《续本事方》《本事方续集》。本书是许叔微晚年的著作，为《普济本事方》之续编，二者体例基本类同，按病分类汇编各科效验方剂；分治诸虚进食生血气并论、治诸积热等疾、治诸风等疾、治诸气冷等疾、治诸腰疼等疾、治脾胃等疾、治口舌牙齿诸疾、治诸眼目等疾、治诸喘嗽等疾、治诸瘰疬等疾、治鼻耳诸疾、治痈疖诸疾、治水肿等疾、治诸泻痢等疾（附大便秘）、治诸痔漏等疾、治打扑 伤 损等疾、治诸寒疟等疾、治肠风酒痢等疾、治诸寸白虫等疾、治妇人诸疾、治小儿诸疾、治诸杂病等，共22门，收录311方。每方著主治、药物、剂量及用法。书中评述较少，未附医案。其主要特点和贡献有：

其一，条理清晰，载方众多，简要实用。《类证普济本事方续集》中共收录方剂三百余首，是许叔微数十年医疗实践经验的结晶，按病分类汇编各科效验方剂，论述条理清晰，采方简要，有较高的实用价值，其中很多方都被后人沿用。如《婴童百问》记载："又有哮喘者，以许叔微十六般哮喘之法治之，无不愈。"又如元·李仲南《永类钤方》载"《本事方》治伤寒感风一切头痛，川芎、香附、羌活、苍术……妇人产后，当归石膏末同调下"，即是引用《类证普济本事方续集》的"一切头痛方"。

其二，理论评述，指导临床。在《类证普济本事方续集》中，虽然许叔微理论评述较少，但也有一些经典阐述，如对于脾肾的论述，就为后世医家从脾肾论治疾病奠定了良好的基础。许叔微在《类证普济本事方续集》中强调调养脾元、胃气在治疗疾病中的作用，不仅认为"脾为中州土，主四肢一身之事"，而且明确指出人体的荣卫气血、五脏六腑的荣养全赖胃气，脾胃为维持全身脏腑气血正常生理功能的砥柱，而脾胃将护失宜则产生各种疾病。因此，在临床上，把调补脾胃的方法灵活运用于各种疾病的治疗中，或健脾益气，或补脾理中，或温阳化湿，或温脾导积等，调补脾胃来治疗各类疾病。另外，许叔微还特别强调调理脾胃治疗肾亏之症，认为脾胃健，气血生，则肾中精气充，肾经不虚，病则自去。故用戊己丸及卫真汤，来治疗下部肾经虚亏之证。而对于先天之本肾，许叔微也极其重视。其在《类证普济本事方续集·卷一》中说："肾经虚则乃五脏六腑衰极而渐至肾，则诸病生焉。"认为肾是一身之根本，肾脏衰则五脏六腑皆衰，他脏衰极终影响到肾，将肾作为五脏六腑病变发展的终点，因而许叔微在肾脏本身的病变，以及其他脏腑的疾病治疗中都非常注重对肾的保养。

《类证普济本事方续集》版本有：南宋宝祐刊本、日本享保（1735）向井八三郎刊本、日本元文（1738）刊本、钞本，1924 年杭州三三医社铅印本、1990 年上海三联书店刊本、1996 年上海古籍出版社刊本等。

许叔微

学术思想

一、学术渊源 🦢

许叔微作为宋代精研《伤寒论》的中医大家，其勤求古训，博采众方，精研经典，引申发挥，形成了独特的治学特色，并取得了卓越的学术成就。其学术渊源主要有以下三个方面：

（一）精研经典，勤求古训

许叔微十一岁时，"连遭家祸，父以时疫，母以气中，百日之间，并失估恃，痛念里无良医，束手待尽"，因而发誓要成名医，拯救众多像父母一样的病人。许叔微多方搜求中医书籍，"刻意方书，誓欲以救物为心"，勤修医道，专研方书。从《黄帝内经》《难经》《神农本草经》《伤寒论》《金匮要略》等经典著作，到《诸病源候论》《太平圣惠方》《备急千金要方》《脉经》《经史政类备急本草》《苏沈良方》《小儿药证直诀》《针灸甲乙经》《阴毒形证诀》《南阳活人书》等皆博览而穷究，并能在理论研究和临床实践中融会贯通。如在《伤寒百证歌》歌诀的注解中，许叔微多援引《诸病源候论》《备急千金要方》《外台秘要》，以及华佗、宋迪、孙兆、孙尚、孙用和、朱肱、庞安时、王实等人之说以补充发挥。如凡遇仲景有论无方者，采《备急千金要方》等方补之；遇仲景议论尚有不足者，以《诸病源候论》等诸说辅之。所言皆浅显晓畅，易于理解。同时，许叔微还把自己多年研究伤寒的体会夹叙其中，使之更切合临床实际运用。在临证运用中，也多处援引《内经》《难经》《伤寒论》经文进行引证和发挥。如其在《伤寒九十论·伤寒表实证》中指出："或问伤寒因虚，故邪得以入之。今邪在表，何以为表实也？予曰：古人称'邪之所凑，其气必虚'。留而不去，其病则实。盖邪之入也，始因虚，及邪居中，反为实矣。"可见，许叔微在《内经》论病因的基础上，对病机提出了新的认识。他认为人体致病的内因固然多因于正虚，但是受邪致病后因邪气留滞往往而成实证。这一认识，充实和完善了《内经》的病机理论，并对后世祛邪学说有很大的影响。又如，《伤寒九十论·妊娠伤寒脚肿证》记载："里巷一妇人，妊娠得伤寒，自腰以下肿满，医者或谓之阻，或谓之脚气，或谓之水分。予曰：'此证受胎脉也，病名曰心实，当利小便。'医者曰：'利小便是作水分治。莫用木通、葶苈、桑皮否？'曰：'当刺劳宫、关元穴。'医大骇，曰：'此出何家书？'予曰：'仲景《玉函经》曰：妇人伤寒，妊娠及七月，腹满，腰以下如水溢之状，七月太阴当养不养，此心气实，当刺劳宫及关元，以利小便则愈。'予教令刺穴，遂差。"此病例即是许叔微根据张仲景《金匮玉函经·妇人妊娠病脉证并治第二十》所言"妇人伤胎，怀身腹满，不得小便，从腰以下重，当刺泻劳宫及关元，小便微利则愈"而治疗的验案。

另外许叔微还勤求古训，创新发挥，提出了不少新的理论。例如，肝经受邪论、气厥与中风论、抑肝补脾论、补脾并补肾论、滋肾药益肾论、先祛邪后议补论、冶肉酒血气水涎食积论、导肾气使通的猪苓丸论、下痢隔年发为有积论、目视一物为二论、消渴消中肾消论、八味肾气丸论、治劳当补其子论、妊娠抑阳助阴论、虎口并冷热证歌等，都是颇有创见的论述，观点新颖，涵义深刻，均来自于临床实践体会，对临床诊治有指导意义。

（二）游学各地，大胆实践

除了精研经典，以书为师，许叔微还利用各种机会到处游学，寻师指点，提高实践能力。据载，其游学之处有徽州（今黄山市）、歙邑（今歙县）、汴京（今开封）、苏州、吴江、毗陵（今常州）等地。所到之处，许叔微都"无问贵贱，虽曛夜风雨，有以疾告，辄束缊笠展往，所治辄应手愈……始终不索酬，志在济人而已，人咸德之"。这样数十年如一日地勤学，兼之对仲景学术的大胆实践，逐渐成为远近闻名的名医。由于医德高尚，医术高超，老百姓称他为神医，文武官员、商贾僧尼、宗室显贵凡有疑难病都找他治，"每遇疑难，必阐其蕴，发其微，究其源，穷其奥，以故奇症怪病，皆能疗之"。论病见解独到，引经据典，师古而不泥古，每能屡起沉疴，效如桴鼓。如《伤寒九十论》就是其诊治伤寒的临床经验总结，全书共精选医案90例，以《内经》《难经》《伤寒论》等典籍为根据，结合自己临证体会加以剖析，详加讨论，阐发机理和处方用药的心得。其中，有成功经验，也有不治病例，每案先列病证，后论治法，剖析精切，耐人寻味，是现存最早的医案专著，颇具临床价值。此外，在《普济本事方》《名医类案》《续名医类案》中也都散见一些许叔微医案，这些医案，记录下了许叔微丰富的临床证治经验，为后世医家提供了宝贵的第一手实践资料，对指导他们的临床实践大有裨益。正如清·俞震《古今医案按》所云："仲景《伤寒论》，犹儒书之《大学》《中庸》也。文辞古奥，理法精深，自晋迄今，善用其书者，惟许学士叔微一人而已。所存医案数十条，皆发明，可为后学楷模。"

许叔微在长期的医疗实践中，还非常注重实事求是，始终以实用、实效为标准。在其著作中详细记载的临证心得体会和医疗经验，均切合临床实际，没有空洞的理论。《普济本事方》中，收录了出自《备急千金要方》《太平惠民和剂局方》《必用方》《活人书》《千金髓》《经效产宝》等医书和庞安时、孙兆、杨吉老、沈括等医家的大量的验方。这些验方广涉内、外、妇、儿各科，凡确有效验又经许叔微亲自临床验证者都记述之，在每个验方下面，都一一注明出处，体现了注重实效、尊古务实的精神。同时，他还就自身患病和治疗的经过详细地加以记录，在《普济本事方》中计有近10条之多。如《普济本事方·卷二》记载：戊戌年八月，淮南大水，许叔微因受潮湿，而导致水气内侵肾经，腰痛不可屈折，服遍药不效，如是凡三月。

许叔微思之，此必水气阴盛，肾经感此而得，乃灸肾俞三七壮，服麋茸丸而差。通过内外合治，既散外在水湿之邪，又可温补肾阳，故腰痛可愈。《普济本事方·卷三》中记载他服用苍术健脾燥湿治疗自身膈中停饮，已成癖囊之候。这些躬亲实践，绘行绘色，令人如临其境。此外，《普济本事方·卷八》还载有一热入血室刺期门的医案，许叔微自称："予不能针，请善针者针之。"可见他谦虚和实事求是的态度。正因为他具有注重实效、尊古务实的治学方法和丰富的学术经验，才使他的学术影响大于同时期的其他医家。

（三）博采众方，化裁创新

善用古方、验方，既是许叔微方药运用之经验，也是其临证遣方之特色。许叔微之用古方贵在务求效验，所用有效之方，乃"记其事实，以为本事方"而留传后世。在其所著的《普济本事方》中，收入"平生已试之方"300余首。这些方中，除了仲景方和许叔微自己创制的方剂外，还收录了《备急千金要方》《太平圣惠方》《和剂局方》《经效产宝》，以及孙兆、庞安时、沈括等大量的验方。如出自《备急千金要方》者，有竹沥汤、熏虫痔方、神精丹、枳壳散、桃仁煎等；出自《和剂局方》者，有感应丸、五苓散加味、佛手散等；选录庞安时的方剂，有防己汤、川芎散、枳壳散等；选录杨吉老的方剂，有养血地黄丸、羚羊角汤等；选录孙兆的方剂，有急救稀涎散、竹茹汤等。总之，凡确有效验又经亲自临证验证者概记而述之，充分展示了许叔微融古通今，注重实效、博采众方的临证方药特色。

许叔微在临证实践中，既博采众方，又多有创识。如对伤寒病的治疗，许叔微推崇仲景之法，但并不是完全墨守成规，而是在仲景之说的基础上探赜索隐，多有创新。其指出仲景治法"合用与不合用，必心下明得谛当"，才能熟练裁用。在具体用药上，也并未完全照方抓药，而是机动灵活地化裁古方。如治疗"肝经因虚，内受风邪，卧则魂散而不守，状若惊悸之证"的真珠丸，治疗心经热，小便涩，及治五淋的火府丹，治虚人伤寒的黄芪建中加当归汤，治疗"因忧愁中伤，食结积在肠胃，故发吐利"的干姜丸，治虚热风壅的清气散，治阴中伏阳的破阴丹，治远年肠风痔漏的黄芪丸等，都是许叔微在古方基础上加减化裁而来的。经反复临证许叔微自创的众多方剂，更是疗效独特，对后世影响深远。如开胃养气进食的七珍散；治脾元久虚，不进饮食，停饮胁痛的曲术丸；治肾经虚，腰不能转侧的麋茸丸；治脾肾虚弱，全不进食的二神丸；治惊忧积气，心受风邪，发则牙关紧急、涎潮昏塞，醒则精神若痴的"予家秘方"惊气丸；治妇人头风的芎羌汤等。这些方剂对后世临床很有影响。

二、学术特色

（一）推尊仲景，阐微发挥

《伤寒论》是东汉张仲景的名著，初步创立了中医的辨证论治体系，奠定了中医临床医学的基础。但直到北宋治平年间，《伤寒论》才广为流传，仲景之学术方得以兴盛。其后，经方派名医辈出，其中许叔微尤能涵泳古义，活用经方，并有所发明，成为真正掌握了经方灵魂的人。清·徐彬曾赞誉"古来伤寒之圣，唯张仲景，其能推尊仲景而发明者，唯许叔微为最。"许叔微认为"论伤寒而不读仲景之书，犹为儒而不知有孔子六经也。"其治伤寒学，在《伤寒论》基础上，有所发挥、有所创新。撰有《伤寒百证歌》《伤寒发微论》《伤寒九十论》，这是他治伤寒学之结晶，从中可见许叔微独特的伤寒学术见解。

1. 按症类证研究《伤寒论》

《伤寒论》是东汉张仲景的名著，初步创立了中医的辨证论治体系。由于此书是一种条文式的札记，对理论的阐述并不多，对疾病证候、治则和方药的分析一也不够具体，因此不便于一般医者学习和运用。此书虽经王叔和和、孙思邈整理，但从晋代至唐代的 700 年间，并没有广泛传播。宋代时才对《伤寒论》的研究重视起来。朱肱研究伤寒，主张守经脉以辨证；成无己以《内经》《难经》为依据注解《伤寒论》。许叔微对《伤寒论》的研究，则创造了按症类证法。如其所著《伤寒百证歌》，是中国医学史上最早用"按症类证"研究《伤寒论》的著作。许叔微把《伤寒论》中具有同一症状的若干个方证汇集起来，再应用六经、八纲、脏腑等学说，分析这些方证在诊断和治疗上的异同。这一方法，最能体现中医辨证论治的精神，而且也最切合临床实用，对中医辨证论治的发展起到了推动作用。

《伤寒百证歌》，列有 53 个症状，将具有同一症状的若干方证汇集起来，进行排列、分析、比较、辨其异同，采用七言歌诀的形式，易于记诵。同时，歌诀中附有小注，以便于加深对歌诀的理解，为后学者正确地认识、诊断、治疗伤寒提供了依据。《伤寒发微论》，列有 72 个症状，引用扁鹊、华佗、孙思邈诸人的论说作为印证和补充。

许叔微所列症状，甚为明细。如发热一症，就分有发热歌、潮热歌、往来寒热歌、汗之而热不退歌、下之而仍发热歌 5 个方面，分别进行论述，并且每一个都论述非常详细。如第三十九证发热歌云："太阳发热恶寒栗，阳明身热汗自出，少阳发热多干呕，三阳发热证非一，大抵寒多为易治，热多寒少因寒极。解热大小柴胡汤，更看浅深为妙术。三阴初无发热证，唯有少阴两证实，脉沉发热属麻黄，里寒外热宜四逆。"此歌诀不仅概括总结了《伤寒论》六经发热的症状鉴别要点，而且提出了辨证论治的思路和具体方药，体现了许叔微对《伤寒论》的深入研究及其丰富的实践经验。

又如，对冷厥、热厥、汗厥、水厥、脏厥的症状与鉴别要点，《伤寒百证歌·厥证歌》云："厥有冷厥有热厥，脉证当须仔细别。冷厥才病四肢冷，脉但沉微身不热，足多挛卧并恶寒，引衣自覆仍不渴。热厥身热头且痛，三四日内厥方发，半日之间热复回，扬手掷足烦躁列。要之热深厥亦深，热微厥亦微相侵，血气不通手足冷，医人不识却疑阴，其脉沉伏而更滑，头面有汗指甲温，急便下之安可慢，不然疑似祸相仍。又有正汗来相逼，两手一手忽无脉，手足厥冷面不泽，麻辛甘草汤脱厄。心下怔忪厥有水，脉紧厥时邪在里。发热七八日身冷，此名脏厥为难治。"详细阐述了冷厥、热厥、汗厥、水厥、脏厥的区别。对于冷厥和热厥，许叔微从厥冷的时间早迟、脉象夹滑与否、身热与否、指甲的温冷等方面分辨，冷厥才病便厥，表现为四肢逆冷，脉沉而微，身不甚热；热厥必四五日内方发，半日之间热复来也，扬手掷足，心中烦躁，论述重点突出，切合实用。又补充了朱肱所论的汗厥，提出当用麻黄细辛甘草汤，使汗出而愈。此外，还论述了水厥、脏厥，运用小注形式详细分析阐述，以加深读者对歌诀的理解。

又如，对发黄的辨析，《伤寒百证歌·发黄歌》云："寒湿在里不能散，热蓄脾中成此患，湿热宿谷更相搏，郁塞不消黄色绽。头面有汗剂颈止，渴饮水浆曾莫间。浮滑紧数脉来时，茵陈五苓皆可选。瘀血之证亦相类，大便必黑此其异，血证其间多发狂，要须辨别无乖戾。白虎之证亦身热，大率异同难辨别，白虎不能遂发黄，盖为周身汗发越。更有中湿并中风，发黄大抵亦皆同，湿则熏黄身尽痛，目黄风中气难通。"此歌诀指出发黄有湿热发黄、瘀血发黄、中湿发黄、中风发黄 4 种。湿热发黄，则周身皆黄，头汗渴饮，二便秘涩，可选用茵陈五苓散。瘀血发黄，则身黄溲利，发狂便黑，可选用抵当汤。中湿发黄，则头身痛鼻塞，色黄如薰，能食且便通，《伤寒九十论·黄入清道证》云："则知病不在胜腑"，可选用瓜蒂散搐鼻，"令鼻中黄水尽则愈"。中风发黄，则目黄无汗，胁痛腹满，可选用小柴胡汤。许叔微还指出，黄疸与白虎证虽都有身热，但黄疸有发黄，且头汗常齐颈止；而白虎证无发黄，且周身汗出，这就是两者的区别。

许叔微从症状的角度来研究和整理《伤寒论》，这对后世许多医家从其他角度去研究和整理《伤寒论》有所启发，从而使伤寒学成为重要的学术流派，在一定程度上推动了中医学术的发展。

2. 提出"三纲鼎立"学说

"三纲鼎立"学说包括两方面的内容：一是用"风伤卫、寒伤营，风寒两伤营卫"来解释表证的病机；二是把麻、桂、大青龙三方作为太阳病篇的三个纲领性方证。前者，早在西晋王叔和就倡导此说。其在《脉经·病可发汗证第二》指出："寸口脉浮而紧，浮则为风，紧则为寒，风则伤卫，寒则伤荣，荣卫俱病，骨节烦疼，当发其汗也。"后者，唐代孙思邈在《千金翼方·伤寒》中提出："夫寻方之大意，不过三种，一则桂枝，二则麻黄，三则青龙，此之三方，凡疗伤寒不出之也。其柴胡等诸方，皆是吐下发汗后不解之事，非是正对之法。"许叔微正是在此基础上提出了"三纲鼎立"之说，初创"三纲鼎立"的概念。其在《伤寒百证歌·伤寒病证总论类歌》中曰："伤寒中风与温病，热病痉暍并时疫，证候阴阳虽则同，别为调治难专一。一则桂枝二麻黄，三则青龙如鼎立，精对无差立便安，何须更数交传日。"孙尚药注曰："一桂枝，二麻黄，三青龙。三日能对无差，立当见效，不须更候五日，转泻反致坏病也。"在《伤寒发微论·论桂枝麻黄青龙用药三证》中，许叔微又云："仲景论表证，一则桂枝，二则麻黄，三则青龙。桂枝治中风，麻黄治伤寒，青龙治中风见寒脉、伤寒见风脉。"以风伤卫解释中风用桂枝汤调和解肌，以寒伤营解释伤寒用麻黄汤发汗解表，认为"大抵二药皆发汗，而桂枝则发其卫之邪，麻黄并与荣卫而治之，固有浅深也。"倘若中风见寒脉，伤寒见风脉，乃风寒两伤营卫，治当以青龙汤，但又指出："青龙一证尤难用，必须形证谛当，然后可行，王实止以桂枝麻黄各半汤代之，盖慎之者也"。

许叔微是继唐·孙思邈之后重视桂麻青龙三方证治研究的医家。正如他自己所说："予尝探究三者，审于证候脉息，相对用之，无不应手而愈。"其重视三方证治，实际是受《伤寒论·辨脉法》"风则伤卫，寒则伤荣，荣卫俱病，骨节烦疼"之说启发而来。风伤卫为桂枝汤证，寒伤荣为麻黄汤证，荣卫俱病为青龙汤证。许叔微还进一步指出了临证使用三方的要点，桂枝、麻黄、青龙，皆表证发汗药。而桂枝治汗出恶风，麻黄治无汗恶寒，青龙治无汗而烦，三者皆欲微汗解。

许叔微把王叔和、孙思邈二家之说有机地联系起来，从而使伤寒太阳"三纲鼎立"之说得以彰明，对后世方有执、喻嘉言等畅发"三纲鼎立"说，产生了一定的影响，如明代方有执对太阳篇的修订，实际上就是在许叔微的基础上加以归类和扩充而成的。

3.论治伤寒重视八纲辨证

许叔微对伤寒的辨证纲领，以六经和八纲为主。他以三阳三阴为总纲，对表里、寒热、虚实作了进一步的分析，尤其对表里虚实和阴阳寒热阐发甚多。如在《伤寒百证歌》中概括了表虚表实、里虚里实、表热里寒、表寒里热、似里实表、似表实里、寒极似热、热极似寒、真寒假热、真热假寒的辨证施治规律，系统地总结了中医八纲辨证，为其后中医八纲辨证理论的发展和逐步完善，奠定了一定的基础。

许叔微认为，张仲景《伤寒论》辨证的关键，在于辨清表里虚实。他指出："伤寒最要辨表里虚实为先。有表实，有表虚，有里实，有里虚，有表里俱实，有表里俱虚。先辨此六者，然后用药，无不差矣。"(《伤寒百证歌·表里虚实歌》)

在《伤寒百证歌》中，对于脉证的辨析，许叔微也是以八纲为要。如在《伤寒脉证总论歌》中，对于脉的辨析提出："大浮数动滑阳脉……沉涩弦微弱属阴。""轻手脉浮为在表，表实浮而兼有力，但浮无力表中虚，自汗恶风常淅淅。重手脉沉为在里，里实脉沉来亦实，重手无力大而虚，此是里虚宜审的。""风则虚浮寒牢坚，水停水滀必沉潜，动则为痛数为热。支饮应须脉急弦"等，强调要根据脉象辨其阴阳表里寒热虚实。许叔微指出："脉虽有阴阳，须看轻重，以分表里。"又说："伤寒先要辨表里虚实，此四者最急。仲景云：浮为在表，沉为在里。然表证有虚有实，浮而有力者表实也，无汗不恶风；浮而无力者表虚也，自汗恶风也。"

对于具体的临证表现的辨析上，提出有表实，有表虚，有里实，有里虚，有表里俱实，有表里俱虚，有里寒表热、有里热表寒等的区别，并分别归纳为"表证歌""里证歌""表里寒热歌""表里虚实歌""表里两证俱见歌""无表里证歌"等进行论述。如《伤寒百证歌·表里虚实歌》中，论表证说："脉浮而缓表中虚，有汗恶风腠理虚；浮紧而涩表却实，恶寒无汗体焚如。"论里证说："不恶寒兮反恶热，胃中干燥并潮热，手心腋下汗常润，小便如常大便结，腹满而喘或谵语，脉滑而沉里证决。"对于阴阳的辨析，《伤寒百证歌·恶寒歌》中云："恶寒发热在阳经，无热恶寒病发阴。阳宜发汗麻黄辈，阴宜温药理中宁。"《伤寒九十论·太阴证第二十三》中说："予见世医论伤寒，但称阴证阳证。盖仲景有三阴三阳，就一证中，又有偏胜多寡，须是分明辨质，在何经络，方与证候相应，用药有准。"在《伤寒百证歌·背恶寒歌》说："欲识阴阳病不同，口和不和各分配。"认为三阳病口不和，三阴病口中和。

在具体治疗上，许叔微指出："伤寒治法，先要明表里虚实，能明此四字，则仲景三百九十七法，可坐而定也。"（《伤寒发微论·论表里虚实》）又说："仲景麻黄汤类，为表实而设也，桂枝汤类，为表虚而设也，里实则承气之类，里虚则四逆、理中之类是也。表里俱实，所谓阳盛阴虚，下之则愈也；表里俱虚，所谓阳虚阴盛，汗之则愈者也"（《伤寒发微论·论表里虚实》）。

可见，在伤寒辨证中，许叔微是以"阴阳表里寒热虚实"提纲挈领的。

在以八纲辨证为论治伤寒之大法的前提下，许叔微对伤寒的每一个症状的分析也十分重视。如认为发热有阴阳之辨，发厥有寒热之分，烦躁有虚实之别，恶寒有表里之异。特别是，认为伤寒发病过程中出现的真寒假热、真热假寒、似里而实表、似表而实里、阴证似阳、阳证似阴等，须详加分辨。如《伤寒百证歌》中说:"病人身热欲得衣,寒在骨髓热在肌";"病人身寒衣褥退,寒在皮肤热在髓""又如大便数日结,头痛更兼身有热,其人小便却又清,亦是两证当区别。大便坚硬脉沉细,里证当下分明谛;头汗出时微恶寒,手足兼冷却非是。"再如,"烦躁面赤身微热,脉至沉微阴作孽,阴证似阳医者疑,但以脉凭是要诀。身热里寒阴躁盛,面戴阳兮下虚证,阴发躁兮热发厥,物极则反皆理性"(《伤寒百证歌·阴证似阳歌》);"小便赤色大便秘,其脉沉滑阳证是,四肢逆冷伏热深,阳证似阴当审谛"(《伤寒百证歌·阳极似阴歌》);"身冷脉沉紧且细,内虽烦躁不饮水,此名阴盛格阳证,霹雳散用烦躁止"(《伤寒百证歌·阴盛格阳歌》)。

由上可见,许叔微对《伤寒论》进行了深入的研究,确有独到的心得体会。在错综复杂的病情中,许叔微脉证合参,重视八纲辨证,同时与六经辨证相结合,主张辨证时首先以表里虚实为纲,将"阴阳寒热"包含在"表里虚实"之中进行辨析,强调具体证候具体分析,突出了张仲景辨证论治的特点。

4. 阐发仲景方治要旨

对伤寒的治疗,许叔微十分推崇仲景之法,其《伤寒百证歌》将仲景方论编成歌诀100首。其中,对《伤寒论》中有论无方者,取《备急千金要方》等方书之方补之。《伤寒发微论》分上、下两卷,22篇,主要论述伤寒的治法、方药。虽然对伤寒的治疗以仲景之法治之,以仲景之方为本,但是并不墨守成规,而是在仲景之说的基础上探赜索隐,阐奥发微,多有创新。故《伤寒论辨证广注》誉其"皆发明仲景微奥之旨,书名发微,称其实矣"。

如许叔微从《伤寒论》中悟出,伤寒须早治。"凡作汤药,不可避辰夜,觉病须臾,须宜便治不等早晚,则易愈矣。如或差迟,病即传变,虽欲除治,必难为力。"谆谆告诫:"早为治疗,如救火拯溺。"(《伤寒发微论·论伤寒须早治》)强调及时治疗的重要性。并且主张,早治的同时还要注意病之浅深,要"顾及表里,待其时日",依次第施治,以能切中病情,不致有实实虚虚之误。故他指出：治伤寒"不循次第，虽暂时得安，损亏五脏，以促寿期"（《伤寒发微论·论治伤寒须依次第》）。

对于药物的运用，许叔微亦有精当的论述。如《伤寒九十论》中论大黄的运用，论桂枝汤用赤、白芍药不同，论桂枝、肉桂的区别使用等。其云："大黄为将军，故荡涤湿热，在伤寒为要药。""仲景桂枝汤用桂枝者，盖取桂之枝梢细薄者尔，非若肉桂之厚也。盖肉桂厚实，治五脏用之，取其镇重；桂枝轻扬，治伤寒用之，取其发散也。""仲景桂枝加减法，十有九证，但云芍药。《太平圣惠方》皆称赤芍药，《孙尚药方》皆曰白芍药。《太平圣惠方》，太宗朝翰林王怀隐编辑，孙兆为国朝医师，不应如此背戾。然赤者利，白者补。予尝以此难名医，皆愕然失措""故用白芍药以补""时行寒热，则全是赤芍药也。"

在方剂运用上，许叔微也遵循制方法度，机动灵活地化裁仲景方。如治惊悸不寐的真珠丸，即由《金匮要略》酸枣仁汤化裁而来；治虚人伤寒的黄芪建中加当归汤，即由《金匮要略》黄芪建中汤加味而成；治妇人热入血室的小柴胡加地黄汤，即由《伤寒论》小柴胡汤加味而成；治久泄的干姜丸，即由《金匮要略》三物备急丸加味而成；治阴中伏阳的破阴丹，即从《伤寒论》白通加猪胆汁汤制方法度变化而来；治远年肠风痔漏的黄芪丸，即由《金匮要略》黄土汤制方法度变化而来，等等。

此外，许叔微还指出，仲景治法"合用与不合用，必心下明得谛当"，才能熟练裁用。故他在《伤寒百证歌》中，把仲景运用汗、吐、下、火、水、针、灸等法的内容进行归类比较，条分缕析，示人法度。这种方法，王叔和早有发轫，而许叔微又加发挥，使所选条文更具代表性和说服力，所立方剂也愈加丰富和切实，显示了其真知灼见。

5. 阐发仲景脉法要旨

许叔微对脉诊颇为重视，而且体会较深。据载他曾著有《仲景脉法三十六种图》，可惜已佚。但从现存的有关伤寒论著也可以看出，他对脉象是极为重视的。其在《伤寒发微论》中，设"论仲景缓沉迟三脉""论弦动阴阳二脉不同"等专篇论述脉象，又把"伤寒脉证总论歌"，置于《伤寒百证歌》中的第一证，由此可见其对脉诊的重视。

许叔微论脉，首先强调"故知治伤寒，当以仲景脉法为本"。在"伤寒脉证总论歌"中，他遵仲景之旨，将复杂的脉象用阴阳进行概括，言"大浮数动滑阳脉，阴病见阳生可得。沉涩弦微弱属阴，阳病见阴终死厄"。除以阴阳脉来统领诸种脉象、辨别病之吉凶预后外，还以脉之浮沉及有力无力，来辨病之表里虚实，以脉之迟数来辨病之在腑在脏。其在《伤寒百证歌·伤寒脉证总论歌》中指出："轻手脉浮为在表，表实浮而兼有力。但浮无力表中虚，自汗恶风常淅淅。重手脉沉为在里，里实脉沉来亦实。重手无力大而虚，此是里虚宜审的。"认为浮为在表，沉为在里，然表证有虚有实，浮而有力者表实也，无汗不恶风；浮而无力者，表虚也，自汗恶风也。里证亦有虚实，脉沉而有力者，里实也，故腹满，大便不通；沉而无力者，里虚也，或泄利或阴证之类。又云："数为在腑迟为脏，浮为在表沉在里。"在《伤寒九十论·辨少阴脉紧证第五十二》也指出："浮为在表，沉为在里，数为在腑，迟为在脏。欲知表里脏腑，先以浮沉迟数为定，然后兼余脉而定阴阳也。"

同时，许叔微还详细阐述了伤寒杂病脉异的机理。其强调"仲景伤寒脉不可与杂病脉同日而语"。如伤寒以脉之大、浮、数、动、滑为阳，沉、涩、弦、微为阴，而《脉诀》则以动脉为阴，弦脉为阳。许叔微认为这是开卷第一疑处，也是伤寒与杂病之脉不同之处。但医者多不晓其义，为此他专门对之作了阐述，明确指出："《脉诀》所言分七表八里，而单言之也。此之所论，兼众脉而言也。大抵杂病各见一脉，惟伤寒必兼众脉而见。"并进而分析说："浮大者，阳也，兼之以动、数、滑之类，安得不为阳。沉细者，阴也，兼之以涩、弦、微之类，安得不为阴。"又云："仲景论结胸证云：脉浮而动数，浮则为风，动则为痛。故并数与浮而言动脉，则阳脉阳病也，宜矣。少阴病云：手足寒，脉弦迟。故此兼迟而言弦，则阴脉阴病也，宜矣。"许叔微为了进一步说明问题，还举缓、迟、沉三脉为一例说，在伤寒则为"阴病向安之脉"，在杂病"皆病脉也"。因此，时人之所以不解，是"不知仲景伤寒脉与杂病脉异"之理。他对伤寒常见的脉象加以总结，如浮缓为中风脉，浮涩而紧为伤寒脉，浮数为阳病阳脉，弦迟并伴见手足寒则为少阴脉等，突出伤寒脉象的特点，以便学者掌握。

许叔微诊脉不仅在寸口，且对三部九候也很重视，十分强调对人迎、气口、趺阳、太溪等部位的诊察。其云："右手气口当主气，主血人迎主其位。气口紧甚食必伤，人迎紧甚风邪炽。"（《伤寒百证歌·伤寒脉证总论歌》）强调了根据气口、人迎变化辨别风寒外感与饮食内伤的不同，有一定的临床意义。又云："趺阳胃脉定死生，太溪肾脉为根蒂。"这不仅突出仲景所言按手还须及足的重要性，而且强调了趺阳、太溪二脉，在临床上对后天脾胃、先天肾气的诊察颇为重要，尤其对危重病人的预后，有重要参考价值。

此外，许叔微还根据脉象的盛衰变化确定治疗禁忌、判断疾病的传变及转归预后。《伤寒百证歌·伤寒脉证总论歌》中云："脉微大忌令人吐，欲下犹防虚且细，沉微气弱汗为难，三者要须常审记。"认为汗、吐、下为治疗伤寒祛邪之大法，但它只适宜于实证，对于脉微弱虚细的虚证则断不可用。又谓"脉来六至或七至，邪气渐深须用意，浮大昼加并属阳，沉细夜加分阴位，九至以上来短促，状若涌泉无入气，更加悬绝渐无根，命绝天真当死矣。"认为脉来六至或七至，是邪气渐渐深入之征，此时应引起注意；若脉见一息九至，乃精气消，神气乱，须急救治：若九至十至，如泉之涌，脉无入气，乃天真尽，则为必死之候。

由上可见，许叔微对仲景脉法研究非常精细。虽然上述内容大都源于仲景之论，但若不通过认真研究和临证体验，是难以获得如此深刻认识的。

6. 治伤寒以保真气为主

许叔微认为，不管伤寒是阴证还是阳证，其人体的真气最为重要。其在《伤寒发微论·论伤寒以真气为主》中曰："伤寒不问阴阳证，阴毒阳毒，要之真气完壮者易医，真气虚损者难治。谚云：伤寒多死下虚人。诚哉是言也！盖病人元气不固，真阳不完，受病缠重，便有必死之道。何也？阳病宜下，真气弱则下之多脱；阴病宜温，真气弱则客热便生。故医者难于用药，非病不可治，主本无力也。"又云："自身无病，真气完固，虽有寒邪，易于用药。"许叔微认为，真气充盛，正气充足，抗邪能力强，邪不易侵袭而致病，即使得病，也多为正邪斗争剧烈的实证，病势虽急，但不易传变，病程也较短暂，容易治愈；真气虚衰，正气不足，抗邪能力弱，不但易于感邪，且易深入，病情多变，易发生重证或危证，难于治疗。强调了真气的盛衰，对于疾病的治疗与转归有着决定意义。

（二）重视脾肾，论治杂病

作为宋代临床大家，许叔微在临证实践中，非常重视对先天之本肾和后天之本脾的调养，在很多疾病治疗中注重调补脾肾，同时注重脾肾二者之间的关系。

1. 重视脾胃

许叔微重视调养脾元、胃气在治疗疾病中的作用。其秉承《内经》旨意而加以发挥，不仅认为"脾为中州土，主四肢一身之事"，并在《类证普济本事方续集·卷一》中云："何谓须用有胃气？缘胃受谷气，谷气生则能生气血，气血壮则荣卫不衰，荣卫不衰则病自去矣。如五脏六腑表里之间，皆出自谷气而相传授，生气血而灌荫五脏，或气血不足则五脏六腑荫无所自。"明确指出人体的荣卫气血、五藏六府的荣养全赖胃气，脾胃为维持全身藏府气血正常生理功能的砥柱，而脾胃将护失宜则是疾病产生的重要根源。并指出："左右手三阳、三阴，十二经脉皆须用有胃气，或加之有疾而无胃气者，不问病之轻重，不救。"相反，"不问男女老幼危急之证，但有胃气，无不获安"。所以，他在预防疾病方面，推崇"古之贤人，平居无病，亦常用方药法度，调护脾胃，使进饮食而全谷气"的方法；在临床上，更是把调补脾胃的方法灵活运用于各种疾病的治疗中。

（1）健脾开胃进食，治疗虚劳病

许叔微把健脾开胃进食作为理虚大法，用以治疗各种虚劳之症，并创制七珍散、人参丸、白术散、妙香散、加料十全饮等代表方剂。以上诸方，都是在《和剂局方》四君子汤的基础上化裁而成。如七珍散增补脾气之黄芪、益脾阴之淮山、和中之粟米，功能"开胃养气进食"；人参丸加黄芪、淮山与滋阴生津之石斛、五味子，即为功能"平补五脏虚羸，六腑怯弱，充肌肤，进饮食"；白术散益以理气之厚朴、桔梗，温中之干姜、桂心与补血之当归，功能"和气调中进食"；妙香散去白术，增黄芪、淮山、桔梗及养心镇心安神之茯神、远志、朱砂、麝香，功能"补气血，安神镇心，可治诸虚"；加料十全饮增养血之四物汤与桂枝、黄芪，治疗诸虚并腹病。可见，调补脾胃，恢复正常进食，促进气血化生，是许叔微治疗虚损的一大特点。

（2）调理脾胃，镇惊安神治疗情志病

人的情志活动与心、肝、脾三脏关系最为密切，心、肝、脾三脏功能的失调，常常会导致情志活动的异常而为病。许叔微临床治疗时，常常采取调理脾胃的方法来治疗。如《普济本事方》中，提出运用抑肝补脾法治疗因惊恐引发的情志方面的疾病。其用当时名医王思和所治病例，从五脏的相互关系上阐明此病病机。其云："病因惊恐，肝脏为邪，邪来乘阳明之经，即胃是也。邪盛不畏胜我者，又来乘肺。肺缘久病气弱，金胜无能，受肝凌侮，其病时复头眩，瘛疭抽掣。心包伏涎，久之则害脾气，要当平肝气使归经，则脾不受克。"此病因惊恐引发，症见头眩，自觉有气由下冲上，心悸惊恐，时发一阵热，四肢抽搐等。许叔微认为，其病机关键乃肝受邪气，乘脾侮肺所致。其治唯"中和温药，抑肝补脾"，方为治本之途。许叔微制用三方——山蓣丸、续断汤和独活散。三方中除用治肝之药，如龙齿、白芍、防风等品外，还配合人参、白术、淮山、茯苓等扶脾之药。又如，《普济本事方·卷九》记载许叔微劳心伤神验案：有人患伤寒得汗数日，忽身热自汗，脉弦数，心不得宁。许叔微诊为劳心伤神，营卫失度。在治疗上他一反《难经·七十难》提出的"虚则补其母，实则泻其子"的治疗原则，不议补肝，却提出治当补其子，从补脾入手，使"子继我而助我者也"，以补脾汤主之，补脾以益心神，通过"益其脾"而达"解发其劳"的效验。补脾汤方乃朱肱所创，为《伤寒论》理中汤加陈皮、青皮而成，主治"伤寒汗后，脾胃伤冷物，胸膈不快，寻常血气不和"证候。许叔微以之治疗劳心之证，不但说明他在理论上能打破经典的束缚，师古而不泥古；而且也证明他在临床实践中，对脾胃的重视程度。

（3）健脾燥湿，治疗停饮之症

许叔微在《普济本事方·卷三》中，记录了自身患膈中停饮，服用苍术健脾燥湿治疗的过程。其云："予……因年少时夜坐为文，左向伏几案，是以饮食多坠向左边，中夜以后稍困乏，必饮两三杯，又向左边侧睡，气壮盛时，殊不觉，三五年后，觉酒止从左边下，漉漉有声，胁痛，饮食殊减，十数日必呕数升酸苦水，暑月止是右边身有汗，染染常润，左边病处绝燥。遍访名医及海上方服之，少有验，间或中病，止得月余复作。其补则如天雄、附子、矾石；其利则如牵牛、甘遂、大戟，备尝之矣。予后揣度之，已成癖囊，如潦水之有科臼，不盈科不行，水盈科而行也。清者可行，浊者依然停滀，盖下无路以决之也。是以积之五七日必呕而去，稍宽数日复作。脾，土也，恶湿，而水则流湿，莫若燥脾以胜湿，崇土以填科臼，则疾当去矣。于是悉屏诸药，一味服苍术，三月而疾除。自此一向服数年，不吐不呕，胸膈宽，饮啖如故。暑月汗周身而身凉，饮亦当中下，前此饮渍其肝，目亦多昏眩，其后灯下能书细字，皆苍术之力也。"许叔微年少时，因久坐、久思、伏卧均偏于左，致积渐成疾。盖久坐伤肉，久思伤脾，脾虚不能散精，精反为湿，湿聚成饮，加之伏、卧均偏于左，饮入于胃，浸渍于肝，故见"胁痛，饮食殊减，十数日必呕数升酸苦水"。病在左，津液不行，是以"暑月止是右边身有汗"，前医用补火、逐饮之药皆罔效。许叔微明辨病机，认为"莫若燥脾以胜湿"，"一味服苍术，三月而疾除"，许叔微把握"脾""湿"之因机，动用苍术健脾燥湿，连服数年，顽疾痊愈。又如治脾元久虚，不进饮食，停饮胁痛，许叔微用曲术丸，药用神曲、白术、干姜、肉桂、吴萸、川椒等健运暖中，温阳化饮。

（4）调理脾胃，治疗肾亏之证

许叔微在《类证普济本事方续集·卷一》中明确指出："凡下部肾经虚者，不必补之，至妙之法有二：一则但补脾护胃，使进饮食而全谷气；一则所谓生血气者，可每日夜半子时，乃北方正候，当此之时，肾水旺极则摄血化精，精气全则实，肾经不虚，病自去矣。"认为肾经亏虚，应通过调补后天之本脾胃，促进气血化生，气血旺则肾中精气充，肾经不虚，病则自去。接着他又强调："若谷气不全则气血不生，气血不生则当夜半子时，肾水虽旺，则血不能偿，其肾所摄无精可化，丹田不固，肾自虚矣。"他还告诫医家说："以此观之，凡肾经并五藏虚败，医者不识源流，枉用其法，初不能损于病乎？"因此他下列"先补脾胃后调气血二方并法"，即戊己丸及卫真汤，用来治疗下部肾经虚亏之证。戊己丸药用人参、白术、甘草、香附、茴香、浮椒、朱砂、生姜汁，治禀赋怯弱，饮食无味，气血衰败证，为"护脾开胃，进饮食，长肌肉，生气血，化精益髓，全胃气"之剂。故许叔微又说："丹田不竭，肾经不虚，是此药功也。"卫真汤，由当归、人参、石斛、茯苓、木香、肉豆蔻、山药、生地黄、熟地黄、丁香、青皮、川牛膝12味组成。方中除用当归、熟地黄、川牛膝养血益肾外，其它多为健脾之品，治元气衰急，荣卫怯弱，真阳不固，上盛下虚证。而且，许叔微指出此方能"生气血，遇夜半子时肾水旺极之际，偿肾收摄……实丹田，填五脏，诸病未萌之前皆能制治，使不复为梗"。其它，如正补肾经的增损肾沥汤，治疗肾虚的地黄丸，治肝肾俱虚的五味子丸等方中，也都配用了人参、黄芪、白术、茯苓、甘草、大枣等补脾药物。由此可知，许叔微益肾补精是以"全谷气"为前提的。脾胃不健，纵投大量补肾填精之品，亦恐难于奏效。故《本事方释义》中有曰："（许叔微）补下药中，必兼补中焦之品，以精气必生于五谷也。"这是十分明白地阐发了许叔微的用药真谛，可谓深得其旨。

（5）其他

许叔微对风寒湿痹，手足麻木不仁或手足四肢不遂，痛重不能举者，用川乌粥治疗，取米粥"谷气引风湿之药，径入脾经，故四肢得安"；对连年腹痛泄泻，许叔微用温脾汤（干姜、附子、甘草、桂心、厚朴、大黄），温脾阳、通冷积治疗；对脾元虚浮许叔微用实脾散（干姜、附子、甘草、草果、大腹皮、木瓜），温脾阳、利水湿治疗；对久伤脾胃之腹胀，用调中丸（干姜、肉桂、良姜、白术、茯苓、砂仁、木香、橘红等）调中健脾治疗。凡此等等，都证明其重视脾胃的思想。

2. 重视肾根

许叔微在五脏中极其重视肾的作用，提出"太溪肾脉为根蒂"。其在《类证普济本事方续集·卷一》说："肾经虚则乃五脏六腑衰极而渐至肾，则诸病生焉。"认为肾是一身之根本，肾脏衰则五脏六腑皆衰，他脏衰极终影响到肾，将肾作为五脏六腑病变发展的终点。因而，许叔微在肾脏本身的病变以及其他脏腑的疾病治疗中，都非常注重对肾的保养。

（1）善用刚燥之剂，温补肾阳

许叔微时处南宋，当时炼丹、金石、温燥之品作为补精助阳，延年益寿的方法，尚很盛行，医界也不乏以散石丹剂补肾助阳者。许叔微虽反对以辛热温燥金石之品补肾延年，但却明确指出："硫磺、附子、钟乳、炼丹之类，皆刚剂，用之人以助阳气补接真气则可。"因此临证中常运用金石刚燥之药扶正回阳，补接真火，治疗下元虚冷，真阳不固或阴中伏阳等重危症候。如以养正丹（黑铅、水银、硫磺、朱砂等）升降阴阳，补接真气，治"虚风头眩，吐涎不已"；以破阴丹（硫磺、水银、青皮、陈皮等）主治"阴中伏阳，六脉沉伏之阴证"，破散阴气，导达真火，使火升水降，然后得汗而解；以黑锡丸（黑铅、硫磺、胡芦巴、破故纸等）"调治荣卫，升降阴阳"，使五脏安和，回阳返阴；以硫磺 10 两制成丸剂的金液丹，具有固真气，暖丹田，坚筋骨，壮阳道的作用，可"除久寒痼冷，补劳伤虚损，治男子腰肾久冷，心腹积聚"等症；以硝石、硫磺、五灵脂、太阴玄精石等组合而成的来复丹，可治疗"营卫不交养，心肾不升降，上实下虚，气闷痰厥，心腹冷痛，脏腑虚滑"。而且强调，服之"不论男女老幼危急之证，但有胃气，无不获安"。许叔微认为这些方药能起到升降阴阳，回阳返阴或破散阴气，导达真火的治疗效果，达到五脏安和的目的。这是其补接真火以挽救重危病症之法。

（2）强调正补肾经，重在滋润

虽然许叔微在临证中常运用金石刚燥之药扶正回阳，补接真火，但对当时医界不分阴虚阳虚而长期恣服温热刚燥之剂，也明确指出其弊端，并把补接真火与补肾填精两法进行了严格区分。其在《普济本事方·卷二》中指出，肾恶燥，补肾要分辨肾阴和肾阳。补肾阳尚可温燥，运用硫黄、附子、钟乳炼丹之类，但也需刚柔相济。补肾阴则必须滋润，慎用刚燥之剂。故在《类证普济本事方续集·卷一》中强调："如肾经衰败，则以天雄、附子之类，而言补肾，且肾本属北方壬癸水，喜湿恶燥，反用天雄、附子至燥，药岂能补乎肾耶。"反复强调益肾重在滋润，而滋润又当以地黄为主。他列举仲景八味丸、深师增损肾沥汤，以及当时盛行的香茸丸予以印证，指出这些方温润并用，均为"正补肾经"之方。肾沥汤、香茸丸，都是从仲景八味地黄丸中化裁而来。增损肾沥汤，由黄芪、苁蓉、赤石脂、地骨皮、磁石、枳实、防风、龙骨、芍药、麦冬、人参、熟地黄、茯神、当归、甘草、远志、桂心、川芎、生姜、五味、半夏、白羊肾、大枣23味组成，主治下焦虚冷、胸中微有客热等证。香茸丸，由鹿茸、熟地黄、苁蓉、补骨脂、附子、当归、麝香、沉香8味组成，方中既有熟地黄、苁蓉、补骨脂、当归等草木温润之药，又有鹿茸等血肉有情之品，填精补肾。许叔微的这一观点，对后世医家影响深远。如明代温补学派张介宾，治疗肾命水火亏虚之证，以填补真阴、滋养精血为大法，尤以擅长运用熟地黄而著称，推崇此药"实精血形质中第一品纯厚之药"，这实际上是沿袭了许叔微之说。

（3）梦遗治肾，区分虚实，辨证施治

许叔微认为，肾脏功能正常，则"肾气藏精，肾能摄精以生育人伦者也"。若肾不封藏，常可导致遗精梦漏，故精泄一证，多责之肾。尽管如此，许叔微又指出，梦遗有数种，治疗上并非一味补肾，而是强调"不可一概用药"，即应区分虚实，辨证施治。虚者属下元虚惫，精不能禁，宜服茴香丸以温肾涩精。方中以茴香、胡芦巴、破故纸、胡桃肉、羊外肾温补下元，龙骨涩精固遗，木香行气。实者乃年壮气盛，久节淫欲，经络壅滞，宜服清心丸，方名清心，主药仅黄柏一味，以冰片为佐，浓煎麦门汤送下，实为清利下焦湿热相火之剂。此外，许叔微还特别提出用导通肾气的方法治疗肾闭精泄。如在《普济本事方·卷三》中指出："经曰：肾气闭即精泄。《素问》云：肾者作强之官，伎巧出焉。又曰：肾气藏精。盖肾能摄精气以生育人伦者也，或敛或散，皆主于肾。今也肾气闭，则一身之精气无所管摄，故妄行而出不时也。猪苓丸一方，正为此设……盖半夏有利性，而猪苓导水。盖导肾气使通之意也。予药囊中尝贮此药，缓急以与人，三五服皆随手而验。"这段文字，指出了肾闭精泄的病机为：肾气闭而一身之精气无所管摄，故妄行而出不时也。治疗上，许叔微别具匠心，创制猪苓丸"导肾气使通之"。此方药仅两味，"半夏有利性，而猪苓导水"，共奏导通肾气而止遗精之功。许叔微自称"药囊中常贮此药，缓急以与之，三五服皆随手而验"，说明他治疗此证已得心应手。这也是许叔微重视肾根思想运用于临证的独到之处，但后世医家未见提及，值得引起重视和研究。

（4）筋骨疾病，注重调肾

肾藏精，主骨生髓，故肾精亏虚，即可导致骨失所养而为病，治疗上多从肾入手。如治疗肾经虚，腰不能转侧，许叔微用麋茸丸，方由麋茸、茴香、菟丝子、羊肾组成，温补肾经。治疗肾气上攻项不能转侧，许叔微用椒附散，方中用附子、川椒、生姜温补肾阳。治肾虚及足膝无力，许叔微用青盐丸，方由茴香、菟丝子、山药、青盐组成，平补肾经等。

虽然"大抵筋者，肝之合也"，但许叔微又提出："经言十二经络各有筋，唯足少阴之筋，自足至项。"（《普济本事方·卷一》）故筋急之病，也与肾有关联。概而言之，其病为"肾气绝而肝气弱，肝肾二脏受阴气"所致，并创制木瓜煎主之。此方用药四味，木瓜柔肝，地黄益肾，乳香、没药活血疏络，属调治肝肾之方。这也是许叔微论治疾病重视肾根的一个例证。

（5）脾胃疾患，亦需补肾

许叔微非常重视后天之本脾胃，对很多疾病的治疗都从调理脾胃入手，但同时也重视肾对脾胃的影响。他形象地将脾胃喻为鼎釜，肾阳真火喻为柴薪之火力，并谓"鼎釜之中，置诸米谷，下无火力，虽终日不熟，其何能化"。认为脾胃腐熟水谷的功能，有赖肾阳真火的温煦。其在分析消渴病的病机时，又进一步指出，人体在正常状况下，腰肾气盛，肾中真火上蒸脾胃，变化饮食，分流水谷，糟粕从二阴出，精气则入骨髓，合营卫，行血脉以营养周身，津液润上，不病消渴。譬如釜中有水，以火暖之，其釜若以板覆之，暖气上腾，则板能润。若腰肾既虚冷，则不能蒸于谷气，脾胃乏运化之能，肺脏失煦布之功，水谷尽下为小便，精气不生，阳气不升，肺干而渴，则病消渴。犹如釜底之薪，而无火力，水气不蒸，覆板终不得润。许叔微的这一形象比喻和精辟分析，旨在说明脾胃腐熟水谷的功能，必须依赖肾中"真火"的温煦，若要维持脾胃功能正常，必须经常暖补肾气。所以当有人全不进食，服补脾药皆不验，许叔微认为"此病不可全作脾虚，盖因肾气怯弱，真元衰劣，自是不能消化饮食"，治疗当以补肾为主，其创制二神丸，药用补骨脂温补肾阳，肉豆蔻温脾调中，合为温养肾脾之方，为治疗脾肾亏损疾病开辟了新的途径。后世治疗脾肾虚寒、五更泄泻的效方四神丸，就是在许叔微的这种论点指导下拟制的。

综上所述，许叔微在临证实践中，既注重先天之本肾和后天之本脾对人体的重要作用，同时也非常注重二者之间的关系。认为生理上二者相互资助，肾如薪火，脾如鼎釜，肾火能生脾土；脾生谷气，全谷气可生精气，精气全则肾强。治疗上，脾病可以补肾，肾病也可以调脾。这种认识相当可贵。此后，李东垣重脾胃，赵献可、张介宾重肾和命门，薛己、李中梓脾肾并重，甚至有人提出"补脾不如补肾"（严用和），或"补肾不如补脾"（孙兆），都是受其影响而又有所发展。虽然这些医家在补脾或补肾方法上已大有发展，但是于脾肾关系的认识却不如许叔微全面。

（三）权衡邪正，辨证施治

中医学认为，邪正交争是疾病发生的基本原理。正气虚弱是发病的内在根据，邪气是疾病形成的外在条件。疾病发生与否，主要取决于正邪之间的斗争胜负。许叔微在临证中，善于权衡邪正态势，既注意保养真气，也强调祛邪治病。

1. 注重保养真气

正气不足，抗邪无力，正不胜邪即可发病。因此，许叔微在临证过程中注重保养人体真气。其在《伤寒发微论·论伤寒以真气为主》中曰："伤寒不问阴阳证,阴毒阳毒,要之真气完壮者易医,真气虚损者难治。谚云:伤寒多死下虚人。诚哉是言也!盖病人元气不固,真阳不完,受病才重,便有必死之道。何也?阳病宜下,真气弱则下之多脱;阴病宜温,真气弱则客热便生。故医者难于用药,非病不可治也,主本无力也。"又说:"自身无病,真气完固,虽有寒邪,易于用药。"许叔微认为,不管伤寒是阴证还是阳证,其人体的真气最为重要。真气充盛,正气充足,抗邪能力强,邪不易侵袭而致病,即使得病,也多为正邪斗争剧烈的实证,病势虽急,但不易传变,病程也较短暂,容易治愈;真气虚衰,正气不足,抗邪能力弱,不但易于感邪,且易深入,病情多变,易发生重证或危证,难于治疗。强调了真气的盛衰,对于疾病的治疗与转归有着决定意义。

在杂病的治疗过程中,许叔微也注重保养人体的真气,尤其注重对先后天之本的顾护,其言"脾为中州土,主四肢一身之事"(《类证普济本事方续集》)。在《类证普济本事方续集》中明确指出,人体营卫气血和五脏六腑的营养全赖于胃气。其云:"何谓须用有胃气?缘胃受谷气,谷气生则能生气血,气血壮则荣卫不衰,荣卫不衰则病自去矣。五脏六腑表里之间,皆出自谷气而相传授,生气血而灌荫五脏。或气血不足,则五脏六腑荫无所自。"其认为视脾胃为维持全身脏腑气血正常生理功能之根本所在,脾胃健则气血生,营卫和,五脏六腑功能正常。脾胃功能失常,则是疾病发生的重要根源。因此,许叔微在很多疾病的治疗过程中,常常运用健脾益气、补脾理中、温阳化湿、温脾导积等调补脾胃的方法来治疗。在临证用药过程中,许叔微也非常重视顾护脾胃,保护胃气存亡。如对于反胃引起的呕吐,许叔微治用附子散,温中健脾,降逆止呕。其方,附子一枚,生姜汁半碗,淬干为末,每用二钱,粟米少许,煎后温服。方中重用附子温中健脾暖肾,配以生姜温胃散寒,和中降逆止呕,更妙用粟米少许养胃护胃,对反胃呕吐有良效。故许叔微云:"不过三服"。对于先天之本肾,许叔微也非常重视,对饮食不进、泄泻、水饮、浮肿、遗精、消渴、眩晕等病都强调从治肾着手。对于如何补肾,许叔微也有自己的新创见。其指出,肾恶燥,补肾要分辨肾阴和肾阳。补肾阳尚可温燥,但也需刚柔相济。补肾阴则必须滋润,慎用硫黄、附子、钟乳炼丹之类刚剂。他的补肾方剂,大多戒刚燥而用温润之品,如地黄、从蓉、补骨脂、菟丝子、覆盆子、甘杞子、巴戟、山萸肉、杜仲、川断以及鹿茸、鹿角胶、羊肾、羊肝等血肉有情之品。

2. 注重及时祛邪

邪气侵袭是疾病发生的重要条件。正气不足,卫外不固,邪气侵袭,留而不去,若不祛邪,反而为患。此时许叔微又多主张先去邪后议补。《伤寒九十论·伤寒表实证第七十八》曰:"或问伤寒因虚,故邪得以入之,今邪在表,何以为表实也? 予曰:古人称邪之所凑,其气必虚,留而不去,其病则实。盖邪之入也,始因虚,及邪居中反为实矣"。许叔微在《内经》"邪之所凑,其气必虚"的基础上,提出了"留而不去,其病则实"的观点,这是对虚实理论的一大发展。如外感伤寒初起,发热、头痛、身痛、无汗等症,即属表实,系因外感邪气留滞于人体,"留而不去"所致。若表实不解,外邪化热入里,出现壮热、烦渴、腹痛、便秘,则又成里实之证。同样,内伤杂病也多见邪留成实之证,诸如宿食不化,腹胁疼痛,痰饮水气,肿满蛊胀,肠风脏毒,痢疾泄泻,热毒痈疽以及妇人经闭血瘀,癥瘕积聚等,皆因邪气滞留人体所致,治疗只有祛除邪气,才能获效。因此许叔微主张临床对很多疾病治疗要先祛邪气。如治伤寒主张"拟欲攻之,当先解表,方可下之"(《伤寒九十论·先汗后下证第四十九》)。治遗精主张"导肾气使通"(《普济本事方·卷三》)。治积聚主张"治积或以所恶者攻之,以所喜者诱之,则易愈"(《普济本事方·卷三》)。治瘤冷在肠胃间,连年腹痛泄泻，休作无时主张"宜先取去，然后调治易差，不可畏虚以养病也"（《普济本事方·卷四》）。治痢有沉积者，主张"不先去其积，虽安暂安，后必为害"（《普济本事方·卷四》）。同时，许叔微还记载了很多相关案例加以说明。如《普济本事方·卷三》许叔微记载治疗"歙尉宋荀甫，膀胱气作，疼不可忍，小便不通三日矣，脐下虚胀，心闷"一案时，指出"此疾因虚得之，不可以虚而骤投补药"，盖因邪留成实，"故必先涤所蓄之邪，然后补之"，施以攻积破血，逐水止痛之法祛除病邪而愈。正是由于许叔微专注邪留成实之病机，临证过程中，十分推崇葛根、柴胡之解肌，大黄、巴豆之荡涤，全蝎、蜈蚣之搜络，乳香、没药之活血，乌头之宣痹，苍术之燥湿，铁粉之制肝，运用奇方猛剂、剧毒金石、通利犷悍、虫蚁搜剔之药较多。

综上可见，不论外感内伤，急病重症抑或久病痼疾，许叔微都非常重视辨别正邪之间的主次关系，或保养正气，或祛除邪气，或先补后攻，或先攻后补，灵活施治。

（四）活用针灸，论治疾病

针灸疗法自古以来一直是临床治疗疾病的重要方法，受到历代医家的重视。许叔微虽然非常擅长运用方药治病，但从其医著中也可看出其对针灸的重视。

1. 针刺特点

许叔微虽不擅长针法，但对针刺应用非常重视。其师法仲景，又有所发挥创新，做到理论结合实际，有不少验案记录。如《伤寒九十论·妊娠伤寒脚肿证》云："里巷一妇人，妊娠得伤寒，自腰以下肿满，医者或谓之阻，或谓之脚气，或谓之水分。予曰：'此证受胎脉也，病名曰心实，当利小便。'医者曰：'利小便是作水分治，莫用木通、葶苈、桑皮否？'曰：'当刺劳宫、关元穴·'医大骇，曰：'此出何家书？'予曰：'仲景《玉函经》曰：妇人伤寒，妊娠及七月，腹满，腰以下如水溢之状，七月太阴当养不养，此心气实，当刺劳宫及关元，以利小便则愈。'予教令刺穴，遂差。"这里即是许叔微根据张仲景《金匮玉函经·妇人妊娠病脉证并治第二十》所说的"妇人伤胎，怀身腹满，不得小便，从腰以下重，当刺泻劳宫及关元，小便微利则愈"而应用的一则验案。又如《伤寒九十论·血结胸证》记载一热入血室刺期门的医案："丁未岁，一妇人患伤寒寒热，夜则谵语，目中见鬼，狂躁不宁，其夫访予，询其治法，予曰：'若经水时来时断，恐是热入血室也'。越日亟告曰：'已作结胸之状矣'。予为诊之曰：'若相委信，急行小柴胡汤必愈，前医不识，涵养至此，遂成结胸证，药不可及也。无已，则有一法，刺期门穴，或庶几愈。'如教而得愈。"此例伤寒病人，由于治疗延误而导致热入血室，形成结胸病证。许叔微告知，此时若单纯用小柴胡汤等药物治疗可能已不可及，必须用针刺方法，针刺期门穴方可获愈。最终病人按其方法，以针治而效。这一案例亦见于《普济本事方》，文字稍有不同，且作者自称"予不能针，请善针者针之"，可见他实事求是的态度。还有一则伤寒太阳表实证欲传阳明证，用药不效，改用针刺阳明而愈的医案："庚戌五月，李叔微病伤寒，身热，头痛，无汗，浑身疼痛，脉浮大而紧。予投以麻黄汤，数服终不得汗，又多用张苗烧蒸之法，而亦不得。予教令刺阳明，少间，汗出漐漐遍身一时间，是夕身凉病退。"（《伤寒九十论·刺阳明证》），这又是许叔微根据仲景《伤寒论》第八条刺阳明"使经不传则愈"而用的一则验案，同时还注明针刺的是阳明经商阳穴。

以上三则医案，虽然都不是许叔微亲自施针，但其能根据古代经典著作指导他人针刺获效，显示了许叔微深厚的理论知识和丰富的临证经验，也进一步彰显了仲景学说的理论价值和实践意义。

2. 灸法特点

许叔微在理论上重视阳气，注重脾肾，在治疗上则倡用温补，不仅非常重视药物治疗，而且还非常重视运用灸法施治。其在《伤寒百证歌》中编写了"可灸不可灸歌"。歌诀中云："少阴吐利时加呕，手足不冷是其候，口中虽和背恶寒，脉来微涩皆须灸""阴毒阳虚汗不止，腹胀肠鸣若雷吼，面黑更兼指甲青，速灸关元应不谬。"此强调"阴证""阴毒""阳虚"等最宜用灸的观点，成为我国针灸史上温补法的先驱。

（1）阴证用灸

张仲景《伤寒论》三阴病篇中，不仅重视方药，而且倡导灸法，以温阳散寒，回阳救逆。许叔微师法仲景，继承了仲景灸法回阳的思想，认为"三阴病证"，阴病渐深可致"阴毒"之证，阴毒渐深可致"阴毒沉困"之证，这些病证临床治疗最宜用灸法温补回阳。如其在《伤寒百证歌·第十四证·阴证阴毒歌》中云："阴病渐深腹转痛，心胸膜胀郑声随，虚汗不止咽不利，指甲青黑面色黧，一息七至沉细疾，速灸关元不可迟。"此强调三阴之病渐深，阴寒偏盛，阳气衰微，出现腹痛，心胸膜胀，郑声，虚汗不止，咽不利，指甲青黑，面色黧黑，脉沉细疾数等症状，宜艾灸关元穴以温壮元阳，补益虚损，回阳救逆。《普济本事方·卷九》进一步指出阴毒渐深的病机，为"积阴感于下，则微阳消于上"，因此渐渐表现出肢体沉重，四肢逆冷，腹痛转甚，或咽喉不利，或心下胀满，结硬燥渴，虚汗不止，或时狂言，指甲面色青黑，六脉沉细，一息七至以上等症状。对此病证，许叔微指出"速宜于气海或关元二穴，灸二三百壮，以手足和暖为效"，强调此病的治疗以艾灸气海、关元为主。《普济本事方·卷九》进一步指出，阴毒重证，阳气衰竭，阴寒之气独胜于体内，此时"则药饵难为功矣。但于脐中灼艾，如半枣大，三百壮以来，手足不和暖者，不可治也"。这里不仅强调说明该类危重证非艾灸不能治疗，而且还表明临床可根据艾灸治疗后的反应来判断疾病转归预后。

许叔微不仅从理论上强调用灸法治疗阴证，还在《伤寒九十论·阴病阳脉证第五十一》及《普济本事方·卷九》，记述了一则阴病而见阳脉，用灸法治疗而愈的医案。患者刘中道，患四肢逆冷，脐中筑痛，身疼如被杖，急投金液丹、来复丹等药，其脉转沉而滑。许叔微谓：沉者阴证也，滑者阳脉也，病虽属阴而见阳脉，阳气尚存，犹有生机，于是灸脐下气海、丹田百壮，手足温，阳回体热而汗解病愈。这则医案进一步验证了灸法治疗阴证的良好效果，同时告诫临床时必须注意脉证合参，阴证而见阳脉仍宜用灸，必要时应舍脉从证，力求辨证施治准确无误。

此外，许叔微还在《普济本事方·卷九》中，创用隔巴豆、黄连灸法治疗阴毒伤寒结胸证。其云："阴毒伤寒，关格不通，腹胀喘促，四肢逆冷，亦依此灸之，气通可治。巴豆十四枚，黄连七寸和皮用，上捣细，用津唾和成膏，填入脐心，以艾灸其上，腹中有声，其病去矣，不拘壮数，病去为度。才灸了，便以温汤浸手帕拭之，恐生疮也。"详细阐述了隔巴豆、黄连灸法及其适应症，具体操作，灸时反应，施灸壮数以及灸后处理等。《伤寒九十论·结胸可灸证第三十九》中记载了运用此法的有效案例："城东李氏子，年十八，病伤寒结胸，状如痓，自心至脐，手不可近，短气心烦，真结胸也。医者便欲下之……予就为诊之，自关以上浮大，表证未罢，未可下也。曰：事急矣，予以黄连饼子，灸脐中数十壮，得气下，心腹软，继以和气解肌药，数日差。"许叔微所谓"黄连饼子"，实即包括巴豆。此方后来为洪遵的《洪氏集验方》（1165 年）收录。

（2）灸补肾阳

许叔微在五脏中极其重视肾的作用，提出"太溪肾脉为根蒂"（《普济本事方·卷九》)，认为肾是一身之根本，因而在疾病治疗中非常注重对肾的保养。既强调正补肾经，重在滋润，又善用金石刚燥之剂，温补肾阳。同时，许叔微还认为，只要是肾阳不足证，均可用灸法治疗。如其在《普济本事方·卷二》中记载，治疗"肾气不足，气逆上行，头痛不可忍"之肾厥，在应用玉真丸（硫黄、硝石、半夏、石膏）温补下焦真阳，清除上焦邪热的同时，还强调要灸关元百壮，以加强温补肾阳的作用。并且，许叔微还将灸法运用于自身疾患，亲身实践体验其疗效。如《普济本事方·卷二》记载："戊戌年八月，淮南大水，城下浸灌者连月，予忽脏腑不调，腹中如水吼数日，调治得愈。自此腰痛不可屈折，虽颊面亦相妨，服遍药不效，如是凡三月。予后思之，此必水气阴盛，肾经感此而得，乃灸肾俞三七壮，服此药（麋茸丸）差。"此案例中，许叔微因受潮湿，而导致水气内侵肾经，腰痛不可屈折。通过灸肾俞，既散外在水湿之邪，又可温补肾阳，故腰痛可愈。

（3）灸治中风

许叔微把中风分为三种类型。其云："风中脉则口眼㖞斜，风中腑则肢体废，风中脏则性命危。"许叔微认为风痰、血瘀阻络是中风的主要病机，在治疗时强调祛除络中的风痰与瘀血，始终把握住祛风涤痰和活血化瘀两个方法，这是许叔微治疗中风的特色。同时，许叔微还推崇用灸法治中风，提出"凡中风，用续命、排风、风引、竹沥诸汤及神精丹、茵芋酒之类，更加以灸，无不愈者。"（《普济本事方·卷一》）同时，还列出灸中风12穴：听会、颊车、地仓、百会、肩髃、曲池、风市、足三里、绝骨、神庭、大椎、风池，并详细阐述了此十二穴的取穴法，灸法以及适应证等。指出此法对于中风口眼㖞斜，涎潮闭塞，半身不遂等，"依而用之，无不立效"。这一方法对后世一些著名医家也产生了重要影响。如元代罗天益在《卫生宝鉴》中说："凡治风莫如续命汤之类。然此可扶持疾病，要收全功，必须火艾为良。"并指出了风中脉口眼㖞斜，可灸听会、颊车、地仓；风中腑手足不遂，可灸百会、发际、肩髃、曲池、风市、足三里、绝骨；风中脏气塞涎上不语昏危者，下火立效，可灸百会、大椎、风池、肩井、曲池、足三里、间使，对中风治疗穴位的应用更加具体细化。

另外，许叔微还提到灸中风口眼歪斜不正的家藏方："于耳垂下麦粒大灸三壮，左引右灸，右引左灸。"艾灸能温通经脉，祛除寒邪，扩张血管，可有效缓解中风口眼歪斜不正。同时，许叔微还强调要"左引右灸，右引左灸"，即艾灸部位要健患交替，以平衡双侧面部肌力。这一左病治右，右病治左的方法，至今仍有效地指导着临床实践。现代研究也表明，针刺一侧腧穴，可改善另一侧血液循环，使对侧皮温升高。

（4）灸治痔疮脱肛

脱肛的发生，往往是由于脾气不足，中气下陷，无力升举所致。临床治疗既可用药物补气升提，又可艾灸百会穴等治疗。这一方法，许叔微也有记载。如《普济本事方·卷七》，记述了唐碛州王患痔脱肛用灸取效的事例："唐碛州王及郎中充西路安抚使判官，乘骒入骆谷。及宿有痔疾，因此大作。其状如胡瓜贯于肠头，热如煻灰火。至驿僵仆，主驿吏云：此病某曾患来，须灸即差。用槐枝浓煎汤，先洗痔，便以艾炷灸其上，连灸三五壮，忽觉一道热气入肠中，因大转泻，先血后秽，一时至痛楚，泻后遂失胡瓜，登骒而驰。"此处治疗痔疮脱肛，先用槐枝煎汤外洗治疗痔疮，然后用艾灸的方法，温通肠胃，升提中气，使痔疮脱肛痊愈。

（5）灸治发背

痈疽之生于脊背部位的，统称发背。由于脏腑俞穴皆在背脊部，发背者多因脏腑气血不调，或火毒内攻，或阴虚火盛凝滞，使气血蕴滞于背而发。对于此病的治疗，许叔微除了强调用药物之外，还推崇灸法治疗。其在《普济本事方·卷六》，列举王蓬《发背方》序用灸法治疗发背的事例："元祐三年，夏四月，官京师，疽发于背。召国医治之，逾月势益甚。得徐州萧县人张生，以艾火加疮上灸之，自旦及暮，凡一百五十壮，知痛乃已。明日镊去黑痂，脓血尽溃，肤理皆红，亦不复痛，始别以药敷之，日一易焉，易时旋剪去黑烂恶肉，月许，疮乃平。是岁秋夏间，京师士大夫病疽者七人，余独生。"此处称同时病者七人，他因用灸而独得生存的事例，进一步反证了用灸法治疗痈疽发背的疗效。

综上所述，许叔微在其临证实践中，针对"阴证""阴毒""阳虚""中风""脱肛""发背"等疾病，倡导用艾灸温补的方法治疗。在具体运用时，非常强调辨证施灸，根据不同的病情选用不同的穴位，或直接灸，或间接灸，或左病治右，或右病治左，或灸药兼施，方法灵活，疗效确切。许叔微用艾灸温补的思想，对后世窦材、王执中等医家的针灸温补观，产生了较为深远的影响，成为我国针灸史上温补法的先驱，同时，也为明代温补学派的形成有一定的影响。

（五）制方用药，特色突出

许叔微在制方用药方面颇有发挥和创见。具体体现在以下几个方面。

1. 辨析药性，区分差异

药物各有不同的性味、功能、主治，而人之五脏六腑各有所好，五味对人体脏腑也各有不同的选择性，因此用药时还要根据病位所在考虑药物之性。许叔微在临床用药过程中，非常重视把握每味药的性味功效特点。如他在《普济本事方》中指出："（肾气）逆至此不得通，用（川）椒以引归经则安矣。"又说，川乌祛"风湿之药"；苍术"燥脾以胜湿，崇土以填科臼……觉燥甚，进山栀散一服，久之不燥矣"；"先涤所蓄之邪，然后补之，是以诸方多借巴豆气者"。在《伤寒九十论·大柴胡汤证》中说："大黄为将军，故荡涤湿热，在伤寒为要药。"

同时，许叔微还非常注重区分同类药物的特点差异。如其对白芍、赤芍，以及桂枝、肉桂的作用进行了区分，认为"赤者利，白者补"（《伤寒九十论·辨桂枝汤用芍药证第一》），故仲景桂枝汤以桂枝发其邪，以芍药助其弱，可知其用的是白芍药，而非赤芍药。在《伤寒发微论·论桂枝肉桂》中又说："仲景桂枝汤用桂枝者，盖取桂之枝梢细薄者尔，非若肉桂之肉厚也。盖肉桂厚实，治五脏用之者，取其镇重也；桂枝轻扬，治伤寒用之，取其发散也。"许叔微根据肉桂、桂枝之性不同，分别治疗内伤外感之疾。

2. 顺应特性，辨证遣药

许叔微在治疗具体病证时，注重顺应脏腑特性或病邪特点来选方用药。

其一，顺应脏腑特性。在临床治疗中，以中医脏腑理论为指导，注重顺应脏腑之性来组方用药。如其临床上重视暖补肾气，但不主张使用刚燥之药。他认为"脾恶湿，肾恶燥"，临床补肾要顺应"肾恶燥"之性，多运用滋润之剂。即使是肾阳虚者，也不宜一味使用温燥药物，并运用古今用药实例进行说明。其列举肾气丸、肾沥汤、香茸丸等，言此类补肾方剂均以地黄、肉从蓉、当归等滋润药为主，并稍加温阳之品，于"阴中求阳"，以益肾气。肝脏有疏泄之功，疏泄不及易郁结，故许叔微治肝病善用疏散之药。如独活汤中用独活、羌活、防风；拒风丹中用川芎、防风、天麻；防风汤中用防风、川芎、独活等。心藏神，神志不宁易动悸，故治心病善用重镇宁心之药，如远志丸中用金箔、朱砂；茯苓丸中用远志、辰砂、真铁粉。肺主宣发，宣发不及易生痰，故治肺病善用劫痰药，如枣膏丸中用葶苈；紫金丹中用信砒等，体现了许叔微注重以脏腑学说为指导，创制方剂治疗内伤杂病。

其二，顺应病邪特点。在临床治疗方面，还非常重视病邪的性质，注重顺应病邪的特点选方用药。如治积，许叔微提出："以所恶者攻之，以所喜者诱之，则易愈"，并例举"硇砂、水银治肉积，神曲、麦蘖治酒积，水蛭、虻虫治血积，木香、槟榔治气积，牵牛、甘遂治水积，雄黄、腻粉治涎积，礞石、巴豆治食积，各从其类也。"（《普济本事方·卷三》）其详审病情，辨证论治，用药精专，实属可贵。

3. 灵活用药，特色突出

在具体用药上，许叔微也有自己的特色。其所用药物除一般习用之药外，还有很多自己善用之品，特色突出，值得进一步深入挖掘探究。

善用寒热并调之品。许叔微在不少方剂中，寒药和热药并用。如治头眩晕的羚羊角散（《普济本事方·卷二》），方中既有羚羊角之寒以清肝息风，又有附子、生姜之热以温散通阳，再佐防风、白芷、川芎祛风，半夏、枳壳、甘草化痰和中，治"本因体虚风邪乘于阳经，上注于头面，遂入于脑"，或"因痰水在于胸膈之上，犯大寒使阳气不行，痰水结聚，上冲于头目"所致之头眩，效果良好。治疗肾厥头痛的玉真丸（《普济本事方·卷二》），方中既有硫黄、硝石、半夏的温燥祛湿，又有石膏的清热辛透，寒温并用，效果亦佳。又如，治伤寒阴中伏阳的破阴丹，方中既有水银之寒，又有硫黄之热，且两药药量相等。对此，许叔微云："世人患此者多，若用热药以助之，则为阴邪隔绝，不能导引真阳，反生客热；用冷药，则所伏真火愈见消铄；须用破散阴气，导达真火之药，使火升水降，然后得汗而解。"（《普济本事方·卷八》）此病症见脉沉伏有力，头疼身热烦躁，指末皆冷，中满恶心，故用交济水火、升降阴阳法治疗，身凉而病除。

善用补泻兼施之品。杂病之病因较外感病为多，临床表现较为复杂，证候往往虚实互见，所以许叔微在很多方剂中多予补泻兼施。如治风虚多汗恶风的防风汤（《普济本事方·卷六》），方中以白术健脾胃、温分肉、培土宁风，牡蛎固表止汗，又以防风驱风，使补中兼疏，散中寓补，实表而御风。《世医得效方》在此方基础上，以黄芪易牡蛎，名"玉屏风散"，成为治疗表虚自汗及虚人易感风邪的名方。又如，治风热成历节的牛蒡子散（《普济本事方·卷三》），方中以牛蒡、豆豉疏散风热，羌活祛风除湿，生地黄养血凉血，黄芪补气托邪。《本事方释义》说："此治历节久而四肢四末皆病，将成疬风，疼痛不休者，气血药中兼以散邪利湿，乃古人思患预防之意也。"又如，思仙续断丸治"肝肾虚风气弱，脚膝不可践地，腰脊疼痛，风毒流疰下经，行止艰难，小便余沥"（《普济本事方·卷四》），由思仙木（即杜仲）、五加皮、防风、薏苡仁、羌活、续断、牛膝、萆薢、生干地黄等组成。该方既有平补肝肾、强筋健骨之药，又有祛风寒、燥湿之品。再如，治惊乱失心的宁志膏（《普济本事方·卷二》），方中以人参、枣仁补养心神，又以乳香、朱砂通络宁志，攻补兼施，因而"服之皆验"。许叔微方中常补泻兼施，一方面在于扶正祛邪，另一方面在于补而不滞、通而不泄，使全方流动调畅，相得益彰。

善用升阳祛风之品。许叔微临证用药中，善用葛根、防风、独活等升阳祛风之品。如用竹茹汤治疗手足心俱热、下咽即吐的呕吐病（《普济本事方·卷四》），方中除用竹茹、半夏、生姜、大枣、甘草和胃降逆外，又独重用升阳祛风的葛根。《本经》载葛根主"身大热、呕吐"。葛根既可升清降浊，又可生津解热，故对下咽即吐的胃热呕吐甚恰。又如，治胁痛的枳壳煮散（《普济本事方·卷七》），方中除以枳壳、桔梗一升一降，开胸行气外，还用防风、葛根、细辛等升阳祛风之品升散调气，再佐甘缓和中，以调畅气机。再如，治疗肝经因虚，内受风邪，卧则魂散而不守，状若惊悸的病证时（《普济本事方·卷一》），除了用真珠丸养血镇肝治其本外，还用独活汤祛风安神治其标。独活汤中既用人参、沙参、乌梅、枣仁、五味子养阴安神，半夏曲、茯苓化痰，还用独活、羌活、防风、前胡、细辛、生姜等大量升阳祛风之品，以达祛风安神之功。两方合用，前者治本，后者治标，标本兼治，相得益彰，共凑养血镇肝、祛风安神之功，对肝经阴血虚损、内受风邪的惊悸失眠证，确有一定疗效。

善用血肉有情之品。许叔微临证用药中，还善用血肉有情之品。如补肾许叔微尝用鹿茸、麋茸、羊肾等血肉有情之品，反对刚燥之品。他在《普济本事方·卷二》中说："脾恶湿，肾恶燥，如硫黄、附子、钟乳、炼丹之类，皆刚剂，用之人以助阳补接真气则可，若云补肾，则正肾所恶者。古人制方益肾，皆滋润之药，故仲景八味丸，本谓之肾气丸，以地黄为主；又如肾沥汤之类，皆正补肾经也。"因此，许叔微在治"肾经虚，腰不能转侧"时用麋茸丸，方由麋茸、茴香、菟丝子、羊肾组成，暖补肾督，温肾滋养。又如，《普济本事方·卷五》中的羊肝丸，药用羖羊肝与清肝明目之品相配，治疗目疾，效果极佳。《普济本事方·卷十》治疗小儿急慢惊风积瘤的扁银丸，集水银、轻粉、雄黄、粉霜朱砂、巴豆等金石刚燥峻猛之品于一身，同时应用了黄明胶血肉有情之品，滋阴润燥，扶助正气，防止诸峻猛之药伤正。

善用虫蚁搜剔之品。许叔微在治疗一些杂病时，尤其善用虫蚁搜剔通络之品。《普济本事方》全书中，有白僵蚕、蛴螬、五灵脂、花蛇、全蝎、地龙、乌蛇、水蛭、虻虫、穿山甲、露蜂房、猬皮、蜈蚣、蝉蜕等共14味虫类药物出现。含虫类药方占29方，诸种虫类药共出现次数38次，在中风肝胆筋骨诸风、心小肠脾胃病、肺肾经病、头痛头晕方、风寒湿痹白虎历节走注诸病、积聚凝滞五噎膈气、翻胃呕吐霍乱、肾脏风及足膝腰腿脚气、肠风泻血痔漏脏毒、眼目头面口齿鼻舌唇耳、诸虫飞尸鬼疰、伤寒时疫、妇人诸疾、小儿病等篇章诸多疾病的对证方中均取用了虫类药。如治惊忧积气、心受风邪所致癫痴的惊气丸，方中以天麻、花蛇、全蝎、附子、麻黄搜风，僵蚕、南星、苏子化痰，木香、橘红理气，朱砂、麝香、冰片安神开窍。又如，治白虎历节诸风疼痛的麝香丸，方中以川乌辛热散寒，全蝎、地龙、麝香通络止痛，黑豆调和补养。再如，治偏头痛的白附子散，方中以白附子、麻黄、川乌、干姜祛散风寒，南星、全蝎、麝香通络止痛，朱砂镇静。在"积聚凝滞五噎隔气"证治中，强调以水蛭、虻虫为血积之要药等。正是由于这些虫蚁搜剔之品的运用，使此类方剂药效甚捷，常能一二服即瘥。

善用活血祛瘀之品。许叔微方中常配以乳香、没药等活血祛瘀之品，这也是其用药特点之一。如治一切瘫痪风的铁弹丸，方中以乳香、没药、五灵脂活血化瘀，又佐麝香辛香走窜，使入络通瘀，直达病所。又如，治风湿痹症的续断丸，方中以当归、川芎养血，乳香、没药活血，防风、天麻祛风，川断、萆薢补肾利湿。再如治梦遗羸弱虚损的八仙丹，方中以乳香、没药活血祛瘀，赤石脂、禹余粮固摄，磁石、代赭石、朱砂镇摄。许叔微对化瘀药常喜用乳香、没药两味，盖因其辛香能散之故。《医学衷中参西录》说："乳香、没药二药并用，为宣通脏腑、流通经络之要药，故凡心胃胁腹、肢体关节诸疼痛皆能治之。"同时在应用此类药时，许叔微还非常重视患者的体质强弱。如在桃仁煎的运用上，许叔微指出："此药治病的切，然猛烈太峻，气血虚弱者，更宜斟酌与之。"说明应用活血化瘀之法应注重病人体质。

善用金石刚燥之品。许叔微临证用药中，对于一些杂病顽症，还常常运用砒石、硫黄、水银等金石刚燥峻猛之品。如对积证的治疗提出用"脑砂、水银治肉积""雄黄腻粉治涎积""礞石巴豆治食积"等。治疗小儿急慢惊风积痫的扁银丸，集水银、轻粉、雄黄、粉霜朱砂、巴豆等于一身。治哮喘的紫金丹，用砒石与豆豉同杵为丸，冷茶吞服。《本事方释义》说："因多年冷哮咳嗽，喘不得卧，非辛热有毒之药不能直透重关，非陈腐之物不能引药入里；再佐以苦寒冷之茶，引入病深之所。"且可减砒石之毒。治"虚风头眩，吐涎不已"的养正丹，由黑铅、水银、硫黄、朱砂等组成，升降阴阳，补接真气。主治"阴中伏阳，六脉沉伏之阴证"的破阴丹，由硫磺、水银、青皮、陈皮等组成，破散阴气，导达真火，使火生水降，然后得汗而解。"除久寒痼冷，补劳伤虚损"的金液丹以硫磺 10 两制成丸剂，具有固真气，暖丹田，坚筋骨，壮阳道的作用。治疗"营卫不交养，心肾不升降，上实下虚，气闷痰厥，心腹冷痛，脏腑虚滑"的来复丹以硝石、硫磺、五灵脂、太阴玄精石等组合而成，服之，"不论男女老幼危急之证，但有胃气，无不获安"。当然，许叔微之善用金石刚燥之品，与其所处时代的风尚有一定的关系，其在当代的临床价值值得斟酌。

善用荡涤峻猛之品。对于一些顽症痼疾，许叔微方中使用峻药甚多。如治小儿胎虚气弱，吐利生风，昏困嗜卧，或时潮搐的蝎梢丸，方用全蝎、白附子、通明硫黄、半夏，集虫药、石药、毒药于一方，药力峻猛，治疗小儿风厥一证效甚佳。又如，治疗缠喉风及急喉痹，或然倒仆，失音不语，或牙关紧急，不省人事的解毒雄黄丸，方中用辛温有毒之雄黄，配伍辛热大毒之巴豆及辛苦性寒之郁金，解毒辟秽，兼行气凉血破瘀，荡涤解毒之力峻猛，故服下"吐出顽涎，立便苏醒"。但许叔微在运用荡涤峻猛之品时，非常注重配伍或药物制作，防止攻逐太过，损伤人体正气。如治风寒湿痹，麻木不仁的川乌粥法，即用生川乌同米煮粥，再加入姜汁、蜜解毒，凡临床手足四肢不随、痛重不能举者，许叔微常制方以授人，服者良验。又如，治积痢的灵砂丹，用巴豆重汤久煮，待巴豆成紫色后减而去之，加入硇砂、朱砂、黄蜡同研为丸，方中以巴豆、硇砂攻积，黄蜡止泻收敛，朱砂安神。故许叔微云："此药不动气，服之泻者止，痢者断，疼者愈，有积者内化，亦不动脏腑"。另外，在许叔微所列方剂中，丸散占十之六、七，汤剂仅占十分之三，亦示人以重剂缓投之意。许叔微这些宝贵的临床用药经验，值得临床上作为借鉴。

4.收集效方，化裁古方，创制新方

（1）收集效方

许叔微在《普济本事方》中，收录了大量的验方。这些验方，包含了出自《备急千金要方》《和剂局方》《必用方》《活人书》《千金髓》《经效产宝》等医书，及庞安时、孙兆、杨吉老、沈括、医官都君予、张医博士、蔡太师、张昌时、晁推官、郑康德、崔元亮、田滋、大智禅师、佛智和尚、

湛新道人等及民间的单验方。这些方剂，约占《普济本事方》的1/3，从而充实了许叔微著作的内容。许叔微将这些单验方分隶于五脏诸病证等条下，述证列方，或写明来源，或记述其效验。如选录《备急千金要方》之方有竹沥汤、熏虫痔方、神精丹、枳壳散、桃仁煎等，选录《和剂局方》的有感应丸、五苓散加味、佛手散等；选录庞安时的有防己汤、川芎散、枳壳散等方，选录杨吉老的有养血地黄丸、羚羊角汤等方，选录孙兆的有急救稀涎散、竹茹汤等方。这些方剂，不是比他药捷而效速，就是有饮食倍进，饮啖如故，终剂而愈或数服即愈的效果，值得临床应用参考。

（2）化裁古方

许叔微还善于运用前人的制方法度，机动灵活地化裁古方，反映出许叔微重视辨证、随证制宜的治病特点。例如，治疗惊悸不寐的真珠丸，即由《金匮要略》酸枣仁汤化裁而来；方中真珠母、龙齿二味，直入肝经，以镇飞扬浮越之神魄；枣仁、柏子仁补肝肾之阴，当归、地黄补血养肝，人参、茯苓培土荣木，犀角凉血清火以除烦；沉香微温，行气不伤气，温中不助火，扶脾达肾，引火归元。治疗心经热，小便涩，及治五淋的火府丹，即《小儿药证直诀》中导赤散去甘草、竹叶，加黄芩而成；方用木通清热通淋，黄芩清肺宣通水之上源，生地黄清热养阴，既可治疗淋证，又可治疗心经伏热之口渴。此外还有治虚人伤寒的黄芪建中加当归汤，即由《金匮要略》黄芪建中汤加味而成；治妇人热入血室的小柴胡加地黄汤，即由《伤寒论》小柴胡汤加味而成；治久泄的干姜丸，即由《金匮要略》三物备急丸加味而成；治虚热风壅的清气散，即由《小儿药证直诀》人参败毒散加减而来；治虚劳的双和散，即由《金匮要略》黄芪建中汤合《局方》四物汤而成；治妇人腹中撮痛结聚为瘕的交加散，即由《备急千金要方·卷二》中一方化裁而来；治阴中伏阳的破阴丹，即从《伤寒论》白通加猪胆汁汤制方法度变化而来；治远年肠风痔漏的黄芪丸，即由《金匮要略》黄土汤制方法度变化而来。

（3）创制新方

许叔微还长于创制新方，以广临床应用。如开胃养气进食的七珍散；治脾元久虚，不进饮食，停饮胁痛的曲术丸；治肾经虚，腰不能转侧的麋茸丸；治脾肾虚弱，全不进食的二神丸；治惊忧积气，心受风邪，发则牙关紧急、涎潮昏塞，醒则精神若痴的"予家秘方"惊气丸；治肾厥头痛的玉真丸；治"痼冷在肠胃间，连年腹痛泄泻"的温脾汤；治疗"肾泄"的五味子散；治妇人头风的芎芜汤；治风毒痈肿的犀角升麻汤；治缠喉风及急喉痹的解毒雄黄丸等。在清代汪昂的《医方集解》中，就载有《普济本事方》的8个方剂，如治一切积聚痰饮，心胁引痛的硇砂丸，治肠风脏毒下血的槐花散，治心中烦躁，不生津液，不思饮食的黄芪汤，治产妇老人便秘的麻仁苏子粥，治妊娠中风的羚羊角散等方，这些方剂对后世临床很有影响。

5. 讲究方法，服药得当

许叔微在制方用药时，讲究服药剂型，服药时间，服药方法，食前食后，热服冷服，或运用不同的引药下服等。在服药剂型上，喜用丸散之剂。如《普济本事方》记载的342首方剂中，丸剂为最多，为137首；散剂次之，为95首，汤剂再次之，为56首，体现了注重顾护脾胃，缓缓图功的思想。对于服药方法、服药时间，许叔微也非常重视。如在《普济本事方·卷一》记载用真珠丸治疗肝经因虚，内受风邪，卧则魂散而不守，状若惊悸的病证时，许叔微强调此药要金银薄荷汤下，日午夜卧服，从而使不寐病人得到理想的治疗效果。

此外，许叔微在《普济本事方》中记载了大量的引药，除酒、醋、盐汤外，还有生姜汤、薄荷汤、姜枣汤、乳香汤、麦门冬汤、丁香汤、生姜桂皮汤、木瓜汤、乌梅汤、陈米饮等。根据不同的病证特点，运用不同的汤药下服。如治疗风寒湿痹，络脉不通多用温酒或醋调服，取其温通；肾虚则一般用盐汤送服，取咸味入肾之义。心经有热，小便不利用木通汤送服火腑丹（生地黄、木通、黄芩），加强清热利尿的效果；若脚气疼痛用木瓜汤下薏苡丸等。对于引药的使用，许叔微还非常重视辨证，根据不同的临床症状辨证用药。同为心悸，如心血亏虚而致心神不宁，用薄荷汤送服宁心膏；若痰涎阻滞心络，惊悸不宁，则用生姜煎汤送服。同用灵砂丹治疗积痢，若水泻生姜汤下，白痢艾汤下，赤白痢乌梅汤下；若治疗疟疾，则用乳香汤下。同用硇砂丸治一切积聚有饮，心疼，若年深气块，生姜汤下四五丸；食积熟水下；白痢干姜汤下；赤痢甘草汤；血痢当归汤，葱酒亦得。再如，治疗惊悸的神保丸，许叔微在论述服法时针对不同的兼证，指出："心膈痛，柿蒂灯心汤下；腹痛，柿蒂煨姜煎汤下；血痛，炒姜醋下；肺气甚者，白矾、蛤粉各三分，黄丹一分同研为散，煎桑根白皮糯米饮调下三钱，小喘只用桑皮糯米饮下；肾气胁下痛，茴香酒下；大便不通，蜜汤调槟榔末一钱下；气噎，木香汤下；宿食不消，茶酒浆饮任下。"（《普济本事方·卷七》）许叔微重视服药方法，辨证运用引药，条分缕析，值得学习、研究与运用。

6. 重视炮制，提高疗效

许叔微对药物炮制十分重视。其在《普济本事方》中设有"治药制度总例"一节，专篇论述药物炮制，共记载了107味药的炮制方法；另有"诸石""诸角""诸花"等一类药物共同的炮制方法介绍，颇有参考价值。概括起来，许叔微药物炮制的方法有以下几个方面。

其一，修制。凡药物的纯净处理、粉碎、切制均属之。

纯净处理：采用挑、拣、簸、筛、刮、刷等方法，去掉灰尘、杂质和非药用部分，使药物清洁纯净。如牡蛎去泥，青皮去白，防风去钗股，桂、厚朴、木通去粗皮，诸花去萼及梗，石斛、卷柏去根，麻黄去根节，茵芋去梗，木鳖子去壳，远志去芦骨，鹿茸、石苇、香附子去毛，前胡、柴胡、藁本、威灵仙、细辛去苗，茯神去木去皮，椒去目并合口，茯苓、黄芩、杜仲、酸枣仁去皮，花蛇、乌蛇肉去皮骨，乌头、桃仁、杏仁、郁李仁去皮尖，天雄、附子去皮脐，皂角去皮弦，巴豆去皮、心、膜，鳖甲去裙膜，枳壳去穰，僵蚕去丝嘴，蝉蜕、蜈蚣去头足，芫青、斑蝥去头足翅，天门冬、麦门冬、白鲜皮、远志、牡丹、地骨皮去心，黄连、石菖蒲去须，续断去筋，当归、羌活、升麻、独活、人参去芦，石苇、枇杷叶、骨碎补去毛等。

粉碎处理：采用捣、碾、镑、锉等方法，使药物粉碎或改变其形体，以符合制剂和其他炮制的要求。对于不同的药物，强调要进行不同的粉碎处理。如杜仲锉如豆，石斛细锉，茵芋锉炒用，续断洗锉焙，远志洗锉炒，鳖甲锉成小片；乳香挂窗孔中风干研，或用人指甲研，或以乳钵坐水盆中研，巴豆、诸石细研，珍珠母研如粉，木鳖子去壳研，柏子仁研；阿胶、神曲碎之；菟丝子用纸条子同碾为末，木通先碾为细末称，方可入药；五灵脂日干取末；诸角镑治为细末，方入药；等等。

切制处理：采用切、铡的方法，把药物切制成一定规格，使药物在煎熬时有效成分易于溶出，或便于其他炮制，并有利于干燥、贮存和调剂时称量。根据药物的性质和医疗的需要，切片有很多规格，如切薄片，切厚片，切斜片，切丝，铡成段，切成块等。对于这一方法，许叔微也时有运用，如提出半夏薄切，枳壳细切，虎睛切等。

其二，水制。用水或其他液体辅料处理药材的方法称为水制。水制的目的主要是清洁药材，软化药材以及消除毒性或减少刺激性，便于切制、服用、贮藏和调整药性。常用的有淘、洗、泡、漂、浸、润、渍、淹、水飞等方法。许叔微在其《治药制度总例》中运用了淘、洗、浸、水飞等水制方法。

淘：淘是把药物先放入筒箕或瓢内，然后下水淘。一般适用于种子或果实类比较细小的药物。淘的目的，主要是去掉杂质、泥沙、瘪粒，滤出水分，晒干，达到纯净。如许叔微将五灵脂水淘去沙石，紫苏子淘洗晒干等。

洗：洗是将药物放入清水中，快速洗涤。其目的是除去附着在药物表面的一些泥沙、杂质和灰尘，另外为了消除或减低药物的毒性。许叔微对很多药，也是要求水洗，如半夏洗去滑，苁蓉、牛膝水洗，蛇蜕、蝉蜕、秦艽、甘松洗土净，泽泻净洗等。

浸：浸主要是将药物用清水浸制，但有些药物则需要用酒、药汁、米泔水浸制。浸的目的，是为了浸软后便于切制，除去非药用部分和杂质，减轻毒性，增强疗效。许叔微也运用了浸法，如将吴茱萸汤浸七次；半夏用沸汤浸至温，洗去滑；石苇、枇杷叶温水浸，刷去毛；将苁蓉、牛膝、泽泻等水洗酒浸，增强疗效。

水飞：将药物与水同研，以制取药物的微细粉末的一种方法。操作时，先将药物粉碎后，置乳钵内或碾槽内加水共研，研磨至无粗糙的响声时，再加入清水搅拌，使较粗的粉末下沉而细粉末浮悬于水中；倾出上层混悬液，剩下的粗末继续研磨。如此反复操作，至全部或大部分成混悬液为止。然后将混悬液静置、澄清，倾去清水，收取沉淀物，晒干即成。此法主要适用于不易溶解于水的矿物药、贝壳类药物等。因此许叔微对诸石药要求皆细研水飞。

其三，火制。用火加热处理药物的方法，称为火制法。本法是常用的一类炮制方法，与药物的疗效有密切的关系。许叔微运用的火制法主要有炒、炙、煅、焙、炮、燎、烧等。

炒：有不加辅料和加辅料两类炒法。不加辅料炒的，称为清炒；有炒黄、炒焦、炒炭等。炒黄、炒焦，能使药物易于粉碎加工，并可缓和药性。种子类药物炒后，煎煮时有效成分易于溶出。炒炭能缓和药物的烈性，或增强其收敛止血或止泻的功效。加辅料炒的，有土炒、麸炒、米炒等，可减少药物的刺激性或增强疗效。用砂、蛤粉、滑石同炒的方法，称为烫炒。烫炒药物可使其受热均匀，质地酥脆，易于煎出有效成分或便于服用。许叔微对药物运用炒的方法很多，既有清炒，如僵蚕、茵芋、神曲炒；桃仁、杏仁、郁李仁、酸枣仁微炒；椒微火炒，地上出汗；破故纸、蛇床子、茴香炒令香；杜仲炒令黑；干漆炒至大烟出；水蛭炒焦。也有加辅料炒，如厚朴、远志生姜汁炒；石斛酒炒；葶苈苦者隔纸炒香；枳壳、香附子麸炒黄等；也有用蛤粉烫炒，如阿胶蛤粉炒成珠子。

炙：主要指用液体辅料拌炒药物的方法。它能使辅料渗入药物内部，以改变药性，增强疗效，或减少毒性或烈性。通常使用的液体辅料有蜜、酒、醋、姜汁、盐水、童便、油（如芝麻油、羊脂）等。许叔微也将很多药物进行炙用，如蛇蜕、蝉蜕、花蛇、乌蛇肉、皂角、甘草、泽泻炙；露蜂房炙过用，或炒过亦得；鳖甲以酸醋炙黄；鹿茸酥炙，燎去毛；败龟、虎骨酥炙；桑螵蛸涂酥慢火炙令香等。

煅：将药物用猛火直接或间接煅烧，使质地松脆的一种制法。它能使药物易于粉碎，便于制剂和发挥药效。许叔微在《治药制度总例》中提出蛇黄炭火煅通赤。

炮：药材用武火急炒，迅速取出，使表面焦黑爆烈，内部成分未散失，如炮姜，用干姜炮制后起到温中祛寒、止血止泻、守而不走的作用。《治药制度总例》中即提出干姜炮，还指出天雄、附子灰火炮裂等。

烧：将药材直接置炭火中烧烤的方法。《治药制度总例》提到牡蛎盐泥固济干，火烧通赤；竹沥用新筀竹烧取之等。

焙：是将药材用微火加热，使之干燥的方法叫焙。《治药制度总例》中提到很多药物要焙干。如半夏、吴茱萸、虎睛、续断、独活、羌活、升麻、白鲜皮、秦艽、熟干地黄焙；苁蓉、牛膝、当归焙干用；石韦、枇杷叶刷去毛焙；荆芥、薄荷、紫苏用纸七八重裹焙等。

燎：是用炭火将药物的外刺、毛、须根烧去的方法，如《治药制度总例》中提到鹿茸的茸毛，用燎法将毛燎焦去除。

其四，水火共制。主要是用水或加入其他辅料，同时加热炮制药物的方法。许叔微《治药制度总例》中运用了煮、蒸、淬等。

煮：是用清水或液体辅料与药物共同加热的方法。如许叔微《治药制度总例》中将远志用甘草煮三四沸；鳖甲先以淡醋煮去群膜洗净等。

蒸：是利用水蒸气或隔水加热药物的方法。如许叔微将大黄以湿纸裹，甑上蒸；熟干地黄酒洒，九蒸九曝。

淬：是将药物煅烧红后，迅速投入水中，使其松脆的方法。淬后不仅易于粉碎，而且辅料被其吸收，更能发挥疗效。如许叔微将蛇黄醋淬三五度。

综上所述，许叔微不仅用药精炼，重视药物性味功效特点的辨析研究，对症灵活施药，特色突出，而且注重服药和药物炮制方法，这些都为后世医家临证处方用药奠定了良好的基础。

许叔微

临证经验

一、常见病诊治

（一）伤寒

许叔微诊治伤寒，基本上本于张仲景之法，进行六经论治，但也有他的发挥和体会。如其提出伤寒应与痈疽、伤食、风痰、疟证相鉴别。其云："发热恶寒，近似伤寒者，有五种：脉浮而数，其人发热而恶寒者，伤寒之候也。脉浮而紧，其人发热恶寒，或有痛处，是欲为痈疽也。脉浮按之反涩，其人发热而恶寒，或膈实而呕吐，此是伤食也。脉浮而滑，其人发热而背寒，或头眩而呕吐，此是风痰之证也。脉浮而弦，其人发热而恶寒，或思饮食，此是欲作疟证也。能辨其脉，又验其证，斯无误也"（《普济本事方·卷九》）。其通过发热类型、兼症、脉象等，鉴别五种病证，具有一定的临床意义。

1. 太阳证

许叔微治太阳证，将张仲景原著中的桂枝汤、麻黄汤、大青龙汤三方升华为三纲鼎立，并用风伤卫、寒伤营、风寒两伤营卫立论。在治法上，对麻黄汤加减治疗伤寒时指出：盖"麻黄汤性热，夏月服之，有发黄斑出之失"，故"夏至后须加知母半两、石膏一两、黄芩一分"，以防夏季辛温太过而造成弊端；对风寒两伤营卫，除用大青龙汤外，还指出可用桂枝麻黄各半汤的变通轻剂，比大青龙汤更为稳妥。

对于虚人伤寒，临床表现为发热，头痛，烦渴，但脉浮数而无力，尺以下迟而弱，许叔微则发仲景未言之言，补仲景未备之方。指出："脉浮紧者，法当身疼痛，宜以汗解之。假令尺中迟者，不可发汗，何以知然，以荣气不足，血少故也。""脉浮数者，法当汗而愈，若下之，身重心悸者，不可发汗，当自汗出乃解。所以然者，尺中脉微，此里虚，须表里实，津液自和，便自汗出愈。"认为此为荣气不足者而感受外邪，当用黄芪建中加当归汤，建中补虚；待尺部脉起，再投麻黄汤发汗。黄芪建中加当归汤，药用黄芪、当归各一两半，白芍三两，桂枝一两，甘草一两，为末，每用半两、生姜三片、大枣一个，煎服，日三次，夜二次。此方一出，开后学补养兼发散以治伤寒表实里虚之法门。

至于寻常小伤风，症见头痛鼻塞，项强筋急，许叔微提出不必用麻黄汤等峻剂，用轻宣即可，方用拒风丹，祛风解表。其方用川芎四两，防风一两半，天麻一两，细辛三钱半，荜茇半两，每一两作一十丸，每服一丸，细嚼，荆芥汤或温酒下。方中以防风、细辛疏解，川芎、天麻和血祛风止痛，荜茇、甘草和胃。

2. 阳明证

许叔微治阳明证，虽仍沿用白虎汤、承气汤、蜜煎导三法，但却补充了阳明发狂用鹊石散一法。阳明发狂，临床表现为弃衣奔走，逾墙上屋，属里热灼盛所致，用鹊石散，直折里热。其方用黄连、寒水石各等分为末，每服二钱，甘草汤放冷调服。

3. 少阳证

许叔微治少阳证，用张仲景柴胡剂。

4. 太阴证

许叔微治太阴证，除用张仲景理中法外，还指出可用五积散温中消积来治疗太阴证夹痰、食的治法。中寒兼夹痰食，临床表现为身热无汗，头痛身疼，腹满恶食，呕吐腹痛泄泻，用五积散，温中消积。方中以麻黄、白芷解表，干姜、肉桂温中散寒，苍术、厚朴、半夏、陈皮、茯苓健脾化痰，当归、川芎、芍药和血，桔梗、枳壳理气，甘草和中。

5.少阴证

许叔微治少阴证，并不一概用四逆汤，主张分别症状轻重治疗。对里寒轻症，临床表现为自汗，咽喉肿痛，上吐下利，脉三部俱紧，用吴茱萸汤（吴萸、人参、生姜、大枣），温里补虚救逆。对里寒重症，临床表现为四肢逆冷，脐下筑痛，身疼如被杖，脉沉而滑，急用金液丹或来复丹，或破阴丹回阳破阴；还可灸气海、丹田穴百壮。金液丹，用硫黄十两为细末，以赤石脂封口火锻为丸，如梧桐子大，每服三十丸，多至百丸。来复丹，用硝石、硫黄各一两，五灵脂二两，玄精石一两，陈皮、青皮各二两，为丸如豌豆大，每服三十粒，甚者五十粒。破阴丹，用硫黄、水银各一两，青陈皮各半两，为丸如桐子大，每服三十丸。此三方均借硫黄等燥热之性，以挽救垂危之真阳，且皆为成药以备急用，可防因煎药而耽误时间。但是三方在具体应用时也有一定区别：金液丹，用硫黄、赤石脂纯辛热之品，以回阳救逆；来复丹，既用硫黄之辛热，又用硝石、玄精石之咸寒，更用五灵脂、青陈皮理气活血，乃寒热气血并治；破阴丹，用硫黄之热、水银之寒，配青、陈皮，以交济水火，导引真阳。

6.厥阴证

对于厥阴证，症见渴甚饮水不止，胸中热疼，气冲心下，吐蛔，脉沉而缓迟，认为此属上热下寒，治疗仍宗仲景原法，温脏安蛔，用乌梅丸治疗。

7.误治变证

对误治变证，在张仲景治法基础上，补充了呃逆、胸膈不快、衄血、协热利及余热未清的治法。

胃寒气逆：发汗后，症见呃逆，用肉豆蔻汤，温胃止呃。方用肉豆蔻一个，石莲肉一分，茴香一分，丁香半分，枇杷叶五片，人参半两，生姜十片，煎服。方中以肉豆蔻、茴香、丁香温胃，枇杷叶、生姜降逆止呃，石莲肉、人参健中。

脾胃虚寒：发汗后，脾胃伤冷物，症见胸膈不快，用补脾汤，健脾和中。方用人参、干姜、白术、甘草、陈皮、青皮，各等分为末，每用三钱，煎服。此方在理中丸基础上，加入青、陈皮，理气开郁。

邪热伤络：症见衄血不止，用滑石丸，清热止血。方用滑石为丸，如桐子大，每服十丸。

协热利：症见脐下热，烦躁而下利益甚，用三黄熟艾汤，清热解表。方中以黄芩、黄连、黄柏清热止利，熟艾反佐。

外邪已去而余热未清：用清心丸，或竹叶石膏汤，养阴清热。清心丸用地骨皮、黄芩、麦冬、青黛、车前子、乌梅、蒲黄、香附，各等分为丸，如弹子大，每服一丸。方中以地骨皮、黄芩、青黛、车前子清热，麦冬、乌梅养阴，香附、蒲黄调和气血。竹叶石膏汤用石膏四两，半夏七钱半，人参半两，麦冬二两，竹叶半把，甘草半两，每服五钱，加粳米煎服。

（二）消渴

消渴是以多饮、多食、多尿、形体消瘦，或尿有甜味为主要临床表现的病证。是一种常见病、多发病，严重危害人类的身体健康。许叔微在《普济本事方》中设立专篇论述消渴病，详细阐述了消渴病的病因病机，辨证治疗，预防禁忌等，对后世医家防治消渴病有一定的启迪作用。

1. 运用形象思维，深入阐发消渴病病机

许叔微认为，消渴病的发生主要是肺、胃、肾等脏腑功能的失调，尤其强调与腰肾虚冷有关。其在《普济本事方·卷六》中说："人食之后，滋味皆甜，流在膀胱。若腰肾气盛，是为真火，上蒸脾胃，变化饮食，分流水谷，从二阴出……腰肾既虚冷，而不能蒸于谷气，则尽下为小便，故味甘不变其色，清冷则肌肤枯槁也。"认为肾阳真火充盛，则能温煦脾胃，蒸

化水谷，使其运化正常。若肾阳亏虚，失于温煦蒸化，则可致水津代谢失常，膀胱气化无权，故小便频数量多、味甘，易发消渴。为了进一步阐述肾阳亏虚所致消渴的发病机理及其治疗原则，许叔微还运用形象思维，结合否卦以及生活常识进行形象描述。其云："又肺为五藏华盖，若下有暖气蒸则肺润，若下冷极，则阳气不能升，故肺干则渴。《易》于否卦，乾上坤下，阳无阴而不降，阴无阳而不升，上下不交，故成否也。譬如釜中有水，以火暖之，其釜若以板覆之，则暖气上腾，故板能润也。若无火力，水气则不能上，此板终不可得润也。火力者，则是腰肾强盛也。常须暖补肾气，饮食得火力，则润上而易消，亦免干渴也。"这些论述形象地揭示了消渴病的病机。

2. 强调辨证论治，进行三消分治

许叔微引用《古方验录论》的理论，将消渴病分为三种，进行上中下三消分治。认为渴而饮水多，小便数，脂似麸片，味甜者为消渴病，又名上消；吃食多，不甚渴，小便少，似有油而数者为消中病，又名中消；渴饮水不能多，但腿肿，脚先瘦小，阴痿弱，小便数者为肾消病，又名下消。

（1）上消

上消临床表现为渴而饮水多，小便数，脂似麸片，味甜等，病位主要在心肺，治疗上许叔微创制了治消渴方、神效散以及三消丸等以清心肺止渴。治消渴方，用浮石、青黛各等分，麝香少许，为末，每服一钱，调服。神效散，用白浮石、蛤粉、蝉壳各等分，为末，每用三钱，鲫鱼胆七个，调服。这两方以海浮石、青黛、海蛤粉、蝉衣、鱼胆清肺止渴，从咸寒止渴组方。三消丸以黄连、冬瓜汁为丸，如梧子大，每服三四十丸，以达清心肺止渴之目的。

此外，许叔微还在《普济本事方·卷二》中，记载用火府丹来治疗上消的案例："壬戌年，一卒病渴，日饮斛水，不食者三月，心中烦闷，时已十月，予谓必心经有伏热，与此丹数服，五十粒，温水下。越二日，不觉来谢，云：当日三服渴止，又次日三服，饮食如故。此本治淋，用以治渴，信知用药要在变通也。"火府丹，即《小儿药证直诀》中导赤散去甘草、竹叶，加黄芩而成，方用木通清热通淋，黄芩清肺宣通水之上源，生地黄清热养阴，故许叔微云其本治淋。本案病人病口渴而非淋证，许叔微何以也用此方？盖病人口渴、心烦闷，如《世医得效方》云："时常烦躁，因而思虑劳心，忧愁抑郁，渐成消渴。"由心中伏热而致，心火炎上，肺金受克，消烁津液，故烦热口干舌燥，渴饮不止。心与小肠相表里，清小肠热亦清心火，且火府丹中木通、生地黄均亦入心经可清心火，再加黄芩清肺热，故可治疗心经伏热之口渴。许叔微自言"信知用药要在变通也"，诚经验之谈也，值得后人牢记。

（2）中消

中消临床表现为食欲不为肌肤，色白干燥不泽。许叔微从后天之本着手治疗，用生地黄煎，消热极，强胃气。方用生地黄、赤蜜各一斤，人参、茯苓、芍药、白术各三两，甘草二两，麦冬一斤，石膏六两，玉竹四两，干地黄三两，远志二两，豉心一斤，为末，后十一味先煎，去滓后再入生地黄和蜜，取三升五合，分四次服。方中以地黄、赤蜜、玉竹、麦冬、芍药养阴，石膏、豉心清热，远志安神宁心，四君子汤健脾和胃。全方配合得宜，共奏养阴清热、健脾和胃之功。

（3）下消

下消症见消谷，大便硬，甚则消渴，饮一斗，小便亦得一斗，为肾虚所致。治疗上许叔微认为宜"常须暖补肾气，饮食得火力，则润上而易消，亦免干渴"，方用《金匮》八味肾气丸。方中干地黄半斤，山药四两，茯苓、牡丹皮、附子、桂心各三两，泽泻四两，山萸肉五两，蜜丸如梧子大，每用二三十丸，酒调服，以达温补肾阳之功。

3. 重视日常生活调理，积极预防并发症

消渴病的发生，病因比较复杂，除了患者禀赋不足外，大多数患者是由于饮食失节、情志失调、劳欲过度等原因，导致阴虚燥热而成。本证迁延日久，阴损及阳，可见气阴两虚或阴阳俱虚，甚至变生他疾。长期以来的实践证明，注意日常生活调摄，积极预防并发症的发生，在防治消渴病的过程中具有非常重要的作用。因此历代医家都重视消渴病的日常调理。正如《儒门事亲·三消之说当从火断》所说："不减滋味，不戒嗜欲，不节喜怒，病已而复作。能从此三者，消渴亦不足忧矣。"

许叔微也非常重视消渴病的日常生活调理。其在《普济本事方·卷六》引《备急千金要方》云："消渴所忌者有三：一饮酒，二房室，三咸食及面。能忌此，虽不服药亦自可。"认为消渴病患者日常生活中要注意节制饮食，保护脾胃，在保证机体合理需要的情况下，应限制面食的摄入，饮食要清淡，不可过咸，注意戒酒。同时还要节制房事，以免劳欲过度，肾精亏损，虚火内生，导致肾虚肺燥胃热俱现，加重消渴。

除此之外，许叔微还进一步指出："消渴之人，愈与未愈，常须虑患大痈，必于骨节间忽发痈疽而卒。"强调消渴病人，不管愈与未愈，都要积极预防各种并发症的产生，尤其是最常见的痈疽之患，否则预后不佳。同时许叔微还举例说："予亲见友人邵任道，患渴数年，果以痈疽而死。"用自己生活中所见实例，进一步强调预防的重要性。

综上所述，许叔微从病因病机，辨证治疗，预防禁忌等方面详细阐述了消渴病，这些见解和经验确有实际指导意义，值得我们临床借鉴。

（三）泄泻

泄泻是指排便次数增多，粪便稀薄，甚至泻出如水样而言的病证。许叔微在《普济本事方》设立专篇论述脏腑滑泄，详细阐述了泄泻病的病因病机，辨证治疗等。许叔微论治泄泻，首辨寒热虚实，治分脾肾，对后世

医家防治泄泻病有一定指导意义。

1. 病因病机

（1）外感致泄

外感六淫之邪，由表入里，影响脾胃，导致脾胃升降失司，清浊不分，水谷混杂而下，则发生泄泻。许叔微认为，导致泄泻的六淫之邪主要有风、寒、湿等。如湿邪侵袭，困阻脾土，使脾胃运化功能失常而为病。感受风邪可引起飧泄，而且外感风邪，既可感而即发，导致泄泻病，也可伏而内藏，至夏季而发病。外感寒邪，损伤脾胃阳气，也常常是引发泄泻的重要原因。

（2）脾湿致泄

脾主湿，湿与脾同属土，湿气通于脾。脾虚则生湿，湿盛则伤脾，脾虚、湿盛是导致泄泻病发生的重要因素，且两者互为因果。脾失健运，水湿内停，清浊不分而下，而成泄泻。久居湿地，涉水淋雨，外感湿邪，湿为阴邪，脾阳易受湿困，则运化失职而致泄泻。

（3）食积致泄

饮食过量，停滞不化；或恣啖生冷，寒气伤中；或忧愁思虑，中气内伤，均能使脾运失职，饮食停滞，升降失调，清浊不分，发生泄泻。故《普济本事方·卷四》说："癖冷在肠胃间，连年腹痛泄泻"；"因忧愁中伤，食结积在肠胃，故发吐利，自后至暑月，稍伤则发，暴下数日不已。"

（4）肾虚致泄

泄泻的发生与肾亦密切相关。许叔微指出，肾泄的发生，是由于"肾感阴气而然"（《普济本事方·卷四》），即阴气侵袭，肾阳衰微，脾失温煦，运化失常，肾为胃之关，关门失守，而成泄泻。《古今医统大全》曰："肾泄者由肾虚，每于五更时溏泄一二次，而连月经年勿止者是，此多肾经湿注，饮酒之人多有之。"《医碥·泄泻》曰："每天明时泻一二次，名肾泻。"

2. 辨证治疗

（1）脾湿泄泻或飧泄

长期饮食不节、饥饱失调，或久病体虚，或素体脾胃虚弱，或劳倦内伤，或外感湿邪，困阻脾胃，不能受纳水谷，运化精微，则水反为湿，谷反为滞，清浊不分，混杂而下，发为泄泻。或春季木旺季节，肝经感受风邪，淫于脾经，至夏季炎热季节，饮冷当风，引动内邪，导致完谷不化之飧泄发生。许叔微治疗此证，用曲芎丸，温中除湿。方用川芎、神曲、白术、附子各等分，为丸如梧子大，每服三五十丸，米饮调服。方中以白术、附子、川芎温中除湿，神曲消食和胃。四药合用，温中和胃，健脾除湿。故许叔微自注曰："是知芎藭能除湿，予尝加术、附以制方，治脾湿而泄者，万无不中。"

（2）肾虚泄泻

凡五更初拂晓时，必溏泻一次，许叔微认为是肾感阴气之故，治用五味子散，温肾涩肠固摄。其方用五味子二两，吴茱萸半两，同炒为末，每用二钱，陈米饮调服。明·薛己将本方与《普济本事方·卷二》中治疗脾肾虚弱，全不进食的二神丸（破故纸、肉豆蔻）相合，名曰"四神丸"，治肾虚久泻，疗效确切，至今仍在临床广泛运用。

（3）冷气下泻

外感寒邪，损伤脾胃阳气，运化失司，清浊不分，水谷混杂而下，则发生泄泻。治疗上，许叔微用木香丸，祛寒止泻。其方用木香半两，川乌一两，醋糊为丸，如梧子大，每用三五十丸，陈皮醋汤调服。方中以川乌温阳散寒，木香理气止痛。

（4）寒泻夹积

若外感寒邪，或恣啖生冷，寒气伤中，运化失司；再加之饮食过量，停滞不化，蕴积于内，使脾运失职，升降失调，清浊不分，而发生泄泻。

若临床表现为泄痢、心腹冷痛，许叔微治疗选用陈曲丸，温化寒积。其方用神曲一两半，干姜、官桂、白术、厚朴、人参、当归、甘草各半两，蜜丸如梧子大，每服三四十丸，酒调服。方中以人参、白术、干姜、官桂、甘草温运中焦，神曲、厚朴消积理气，当归和血止痛。若临床表现为痼冷在肠胃间，连年腹痛泄泻，休作无时，服诸热药不效，许叔微治疗先去其宿积，然后进行调治，方用温脾汤；药用厚朴、干姜、桂心、附子各半两，大黄四钱，上细锉。水二升半，煎八合后，下大黄汁，再煎六合，去滓，澄去脚（沉淀后去除残渣）。不要晚食，分三服温服，自夜至晓令尽。方中以附子、干姜、桂心温阳祛寒，大黄荡涤积滞，厚朴行气止痛。诸药相配，寓温补于攻下之中，使寒邪去，积滞行，脾阳复，则诸证可愈。若服之不快，食前更以干姜丸佐之。药用干姜、巴豆、大黄、人参各一钱，除巴豆外，均研末，炼蜜丸如梧子大，服温脾汤时，用汤吞下一丸，或米饮汤下。方中干姜温补脾阳，祛除寒邪，巴豆、大黄泻下攻积，人参益气健脾，防止攻伐太过，诸药相合，攻补兼施，可助温脾汤温补攻下之力。

（5）滑泄不止

如脾胃不和，泄泻不止，诸药不效，许叔微治用诃子丸，涩肠止泻。其方用诃子、川姜、肉豆蔻、龙骨、木香、赤石脂、附子各等分，糊丸如梧子大，每用四十丸，米饮调服。其中附子、川姜温补脾肾，诃子、肉豆蔻、龙骨、赤石脂固肠止泄，木香理气止痛。诸药合用，温补脾肾，涩肠止泻。

综上所述，许叔微认为泄泻病多是由于外感风、寒、湿之邪，或饮食积滞，内伤脾胃，运化失职，或内伤肾阳，失于温煦蒸化而发病。治疗时应根据其寒热虚实之性，脾肾脏腑之位，辨证施治，方能取得良效。

（四）痢疾

痢疾是以大便次数增多，腹痛，里急后重，下利赤白脓血为主要特征的疾病。多为湿热之邪侵及肠道所致。许叔微治疗痢疾，主要是根据其病因不同辨证论治。其提出"大凡痢有沉积者，不先去其积，虽安暂安，后必为害"(《普济本事方·卷四》)，直至今日，仍有效地指导着临床实践。

1. 积痢

若外感时邪，侵及肠胃，或内伤饮食，停滞不化，导致肠中气机受阻日久，邪气食积壅塞肠中，化为脓血而致积痢发生。许叔微治疗此证，主张既要止痢，又要祛其积，认为若单纯止痢，则积滞不去，容易留下后患。故药用灵砂丹，攻积止痢。其方用硇砂一分，朱砂一分，黄蜡半两，巴豆三七粒(汤煮使成紫色后，乃去巴豆二七粒，仅用一七粒)，为丸如绿豆大，每服三丸至五丸。方中巴豆、硇砂攻积，黄蜡止泻收敛生肌，朱砂镇神，配伍周密，效果良好，故许叔微自注云："此药不动气，服之泻者止，痢者断，疼者愈，有积者内化，亦不动脏腑。"在服用时，许叔微还注重根据临床症状辨证用药，提出若水泻生姜汤下，白痢艾汤下，赤白痢乌梅汤下，由此也可以看出许叔微临证经验之丰富。

2. 血结痢

若血痢病久，误用刚燥之剂，而致脐胁下有块如杯大，不旬日如碗大，乃是由于强止积痢，致血结于脐胁下，治疗当用抵当丸，攻逐瘀血。方中水蛭、虻虫直入血络，破血逐瘀，桃仁活血化瘀，配以大黄泻下攻积，解毒祛瘀。诸药合用，共凑破血逐瘀，软坚散结之功，可有效消除血痢所致之脐胁下肿块。

3. 诸痢不禁

对诸痢不禁，许叔微治用木香散，涩肠止痢。方用木香半两，黄连半两，甘草一两，罂粟壳半两，生姜半两，麝香少许，为末，每用二钱，陈米饮调服。方中以罂粟壳涩肠止痢，木香、黄连清热燥湿理气，生姜、甘草和中益气，麝香活血辟秽散结。诸药相合，既清热燥湿，涩肠止痢，又理气活血，辟秽散结，而无闭门留寇之弊，可用于治疗诸痢不禁，而对血痢不止者，效果尤佳。

4. 休息痢

痢疾时止时发，久久不愈者，称为休息痢。此病多因治疗失宜，或气血虚弱，脾肾不足，以致正虚邪恋，湿热积滞，伏于肠胃而成。治疗多以清热化湿为主，或兼补气血，或兼补脾肾。而许叔微对此病却别有一番认识，认为本病的发生是因忧愁中伤，食积结在肠胃而发吐利，自后每至暑月，稍伤则发，暴下数日不已，并进一步引《玉函》云："下利至隔年月日不期而发者，此为有积，宜下之。"

治疗上，许叔微认为选用温脾汤以温脾攻积尤佳。温脾汤药用厚朴、干姜、甘草、桂心、附子各半两，大黄四钱，煎服。方中以附子、干姜、桂心温阳祛寒，大黄荡涤积滞，厚朴行气止痛。诸药相配，寓温补于攻下之中，使食积去，脾阳复，则诸证可愈。此方与《备急千金要方》温脾汤组方有以下区别：《备急千金要方》重用大黄，兼以温补；而许叔微重用温中，略加大黄，达温脾攻积之效。本方除可治休息痢外，还可治"痼冷在肠胃间，连年腹痛泄泻，休作无时，服诸热药不效者"。若单纯用温脾汤不效者，许叔微进一步提出可佐以干姜丸，强调以温脾汤和干姜丸两方汤丸并进，先去其积，切不可畏虚以养病。干姜丸药用干姜、巴豆、大黄、人参各一钱，除巴豆外为末，同研，蜜丸如梧子大，每用一丸，米饮调服。方中干姜温补脾阳，祛除寒邪，巴豆、大黄泻下攻积，人参益气健脾，防止攻伐太过，诸药相合，攻补兼施，可助温脾汤温补攻下之力。最后为了防止攻下伤正，可再用白术散健脾益气善后，其病易愈。白术散药用白术、木香、附子、人参各等分，为细末，每服二钱，水一盏，生姜三片，大枣一个，煎六分，食前温服。方中以人参、白术、附子温补脾胃，木香理气止痛，生姜、大枣调和，以温中益气健脾作为善后方。

（五）呕吐

呕吐是由于胃失和降，气逆于上，迫使胃内容物从口中吐出的一类病证。古代医家认为呕吐有别，以有物有声谓之呕，有物无声谓之吐，无物有声谓之干呕。但呕与吐常同时发生，很难截然分开，故并称为呕吐。许叔微在《普济本事方》中，多处阐述了呕吐的病因病机，辨证治疗等。其论治呕吐，详辨寒热虚实，为后世医家防治呕吐有一定启发作用。

1. 病因病机

呕吐的病因病机是多方面的，外感六淫，内伤饮食，情志不调，脏腑虚弱等均可影响胃的主受纳和腐熟水谷功能，导致胃失和降，气逆而上，则发生呕吐。且上述因素常相互影响，兼杂致病。如外邪可以伤脾，气滞可以食停，脾虚或可成饮，故临床当辨证求因。同样，许叔微也从多角度阐述了呕吐的病因病机。

（1）因热致呕

外感之邪入里化热，或内伤饮食厚味，忧思恼怒，酿热化火，都可导致热扰胃腑，运化失职，化生痰涎，或气机不利，失于和降，浊气上逆而发生呕吐。故许叔微云"大凡吐多是膈热"（《普济本事方·卷四》），认为呕吐的发生，常常与热扰胸膈或热蕴胃腑有关。

（2）因寒致呕

外感风寒之邪或过食生冷寒凉之物，皆可损伤脾胃阳气，导致中阳不振，水谷不能腐熟运化，上逆而为呕吐。

（3）因湿致呕

外感暑湿秽浊之气，内扰胃腑，浊气上逆，可致呕吐。脾气亏虚，运化失职，痰湿内生，停留胃脘，胃气不降，亦可致呕。

（4）阴虚致呕

热病伤阴或久呕不愈，以致胃阴不足，胃失濡养，不得润降，而成呕吐。

（5）气血不和致呕

情志失调，气机郁滞，肝失调达，横逆犯胃，胃失和降，胃气上逆，而成呕吐。或胃病日久，气机郁滞，血行不畅，气血不和，食停不化，症见呕吐。

（6）因病致呕

呕吐既是一种单独的病证，也是很多疾病如翻胃（亦称反胃）、霍乱等常见的一个临床症状。任何病变，有损于胃，皆可发生呕吐。

2. 辨证论治

许叔微论治呕吐，主要根据病因，分析其寒热虚实，辨证治疗。

（1）胃热呕吐

临床表现为手足心俱热，下咽即吐。许叔微治用竹茹汤，清胃止吐。方用干葛三两，炙甘草三分，姜半夏三分，为末，每用半两，生姜三片，竹茹一弹大，大枣一个，水煎温服。方中以竹茹、半夏、生姜、大枣、甘草和胃降逆，清胃止呕；重用干葛升阳祛风之品，既可升清降浊，又可生津解热，《本经》谓其主"身大热、呕吐"。诸药合用，清热化痰，和胃止呕，对于胃热呕吐，服之即时愈。同时许叔微还举其临证案例证之，"政和中一宗人病伤寒，得汗身凉，数日忽呕吐，药与饮食俱不下，医者皆进丁香、藿香、滑石等药，下咽即吐。"许叔微认为，此为"汗后余热留胃脘"，竹茹汤清热化痰，和胃止呕正切合病机，因此"亟治药与之，即时愈"（《普济本事方·卷四》）。

（2）膈热生涎呕吐

胸膈有热，化生痰涎侵犯胃腑，胃气上逆，而成呕吐，临床表现为食已辄吐。许叔微治用槐花散，清热化痰涎。方用皂角、白矾、槐花、甘草各等分，为末，每用二钱，调服。方中以皂角、白矾化痰涎；槐花、甘草清热。诸药合用，使热去痰清，呕吐自止。许叔微临证用其治疗久病呕吐或食已辄吐两月，服翻胃药愈甚，投半夏旋覆之类化痰饮不验的呕吐，均获良效。故许叔微自注云："大凡吐多是膈热，热且生涎，此药能化胃膈热涎，特有殊效"（《普济本事方·卷四》）。

（3）胃阴虚有热呕吐

胃热不清，耗伤胃阴，以致胃失濡养，气失和降，而成呕吐，临床表现为呕吐，脉数有热，许叔微治用麦门冬散，养阴和胃。方用麦冬、半夏曲、人参、茯苓各三钱，炙甘草一分，为末，每用二钱，姜3片，煎服。方中以麦冬、人参、甘草滋养胃阴，半夏曲、茯苓、生姜和胃降逆。

（4）胃寒呕吐

小儿呕吐，脉迟细有寒，多是由于饮食不当或外感风寒，损伤脾胃阳气，中阳不振，水谷腐熟运化不及，逆于上而致。许叔微治用白术散，温中健脾，和胃降逆。方用白术、人参各二钱，半夏曲三钱，茯苓、干姜、炙甘草各一钱，为末，每用二钱，生姜三片，大枣一枚，煎服。方中以白术、人参、干姜、甘草、大枣温胃健脾，半夏曲、茯苓、生姜和胃降逆化痰。

（5）痰湿呕吐

湿浊中阻，气机不利，症见食后多吐，欲作翻胃。许叔微治用白术散，健脾利湿。方用泽泻、白术、茯苓各等分，为末，每用一钱，调服，健脾利湿，湿去胃降则呕吐自止。

（6）气滞血瘀呕吐

情志失调或胃病日久，气机郁滞，血行不畅，气血不和，食停不化，症见呕吐不止，许叔微治用香灵丸，调和气血。方用丁香、朱砂各六钱，五灵脂四钱，狗胆汁或猪胆汁为丸，如鸡头大，每服一丸，生姜橘皮汤磨下。方中以丁香、橘皮理气宽中，五灵脂活血化瘀，生姜、朱砂重镇降逆，为了防止诸药过于温热，配以狗胆汁或猪胆汁清热止呕，诸药相合，寒温并用，使气血和，逆气降，呕吐止。

（7）寒热虚实夹杂呕吐

若呕吐属寒热虚实夹杂者，许叔微治用枇杷叶散，和中止呕。方用枇杷叶、人参各一分，茯苓半两，茅根二分，半夏三分，为末，每用四钱，生姜七片煎，调槟榔末半钱服。方中以枇杷叶、白茅根清胃热，降胃气，止呕吐，半夏、生姜、槟榔辛温降逆，化痰止呕，人参、茯苓补中益气，健脾利湿。诸药相合，寒热并用，扶正祛邪，标本兼顾。

（8）翻胃呕吐

翻胃的发生常常是由于饮食不当，饥饱不常，或嗜食生冷，损及脾阳，或忧愁思虑，有伤脾胃，以致中焦虚寒，不能消化谷食，饮食停留，终至呕吐而出。临床常表现为食后脘腹胀满，朝食暮吐，暮食朝吐，吐出宿谷不化，吐后即觉舒适。对于翻胃引起的呕吐，许叔微治用附子散，温中健脾，降逆止呕。方用附子一枚，生姜汁半碗，淬干为末，每用二钱，粟米少许，煎后温服。方中重用附子温中健脾，配以生姜温胃散寒，和中降逆止呕，更妙用粟米少许养胃护胃，对翻胃呕吐有良效，许叔微言"不过三服"（《普济本事方·卷四》）。

（9）霍乱吐泻不止

霍乱主要是由于感受暑湿、寒湿秽浊之气及饮食不洁所致。由于脾胃受伤，升降失司，清浊相干，气机逆乱，所以吐泻交作。许叔微治疗霍乱吐泻不止，诸药不效者，用青金丹，调和阴阳。方用硫黄一两，水银八钱，用醋炒成膏为丸，如鸡头大，朱砂为衣，每服一丸，丁香汤磨服。方中以硫黄和阳，水银和阴，朱砂镇神，皆非寻常之品。

综上所述，许叔微认为，由于外感六淫之邪，或内伤饮食情志，导致脾胃脏腑虚弱或寒热失调，影响了饮食水谷的受纳腐熟，最终会导致呕吐发生。治疗上强调应根据其病因，辨其寒热虚实，对症处方用药，并喜用葛根等升阳祛风药论治呕吐，为后世医家治疗呕吐奠定了良好的基础。

（六）情志病

许叔微在长期的医疗实践中，对情志因素颇为重视，创建了治疗情志病的一系列大法，为后人论治情志病积累了丰富的经验。

1. 语言劝说开导法

语言劝说开导法，是针对患者的病情及其心理状态采用语言交谈方式进行疏导，以消除其致病心因，纠正其不良情绪的一种心理疗法。早在《黄帝内经》中就强调运用此法来治疗疾病。如《灵枢·师传》中指出："人之情，莫不恶死而乐生，告之以其败，语之以其善，导之以其所便，开之以其所苦，虽有无道之人，恶有不听者乎？"认为医生应通过运用语言工具，对病人进行启发诱导，正确分析病因病机，可解除病人思想上的顾虑，使之保持良好心态，正确对待疾病，提高其战胜疾病的信心，促进机体康复。许叔微在临证实践中，也非常重视语言劝说开导。其在《普济本事方》中第一个医案，就是运用语言劝说开导治疗。一董姓书生患神气不宁，每卧则魂飞扬，觉身在床而神魂离体，惊悸多魇，通夕无寐，更医数人，均按常规养心安神治疗后，皆未获效。许叔微治疗本病，虽处方别有所思，但并未急于给药，而是先向患者耐心讲明病情，如病是怎样发生的，什么时候加剧等，说理详明透彻，使患者心悦诚服，"虽未服药，已觉沉疴去体"（《普济本事方·卷一》），未用药而胜于药，对于本病的治疗起了至关重要的作用。现代医学实践也证明，临床医生的语言修养，在其医疗活动中所起的作用越来越重要。一方面，通过语言交流可以使病人对其所患疾病有正确的认识，解除病人的心理负担，从而提高疗效。另一方面，礼貌语言可以融洽医生与患者的关系，增强患者对医生的信任，为治疗建立良好的思想准备，甚至医生美好语言本身就是一剂不可多得的"良药"。

2. 药物治疗

许叔微在长期的临床实践中，对情志病的治疗，除运用语言劝说开导法外，还结合使用抑肝补脾，养血镇肝，补血养心，祛风化痰，理气祛瘀方药以安神。

（1）中和温药，抑肝补脾

许叔微在《普济本事方·卷一》中提出，运用抑肝补脾法治疗因惊恐引发的情志方面的疾病。他用当时名医王思和所治病例，从五脏的相互关系上阐明惊病病机及治法。其云："病因惊恐，肝脏为邪，邪来乘阳明之经，即胃是也。邪盛不畏胜我者，又来乘肺。肺缘久病气弱，金胜无能，受肝凌侮，其病时复头眩，瘛疭抽掣。心包伏涎，久之则害脾气，要当平肝气使归经，则脾不受克。"此病因惊恐引发，症见头眩，自觉有气由下冲上，心悸惊恐，时发一阵热，四肢抽搐等。许叔微认为，其病机关键乃肝受邪气，乘脾侮肺所致。其治唯"中和温药，抑肝补脾"，方为治本之途。许叔微制用三方——山蓣丸、续断汤和独活散。山蓣丸药用山蓣、人参、沙参、远志、防风、真珠母、紫石英、茯神、虎骨、虎睛、龙齿、五味子、丹参、石菖蒲、华阴细辛、金银花、薄荷。方中有真珠母入肝经，"龙齿安魂，虎睛定魄，各言类也。东方苍龙木也，属肝而藏魂；西方白虎金也，属肺而藏魄"（《普济本事方·卷一》），三药相合，能抑肝邪。又有山药、茯神、人参等补脾，远志、石菖蒲等化痰，金银花、薄荷等清热，与治则甚为契合。续断汤（续断、杜仲、肉桂、防风、甘草、牛膝、白茯苓、细辛、人参、当归、白芍药、川芎、秦艽、川独活、熟地黄）和独活散（川独活、白术、白茯苓、秦艽、葳蕤、柏子仁、甘草、犀角、川椒、熟干地黄、枳实、白芷、官桂、人参、生姜），则为肝肾同治，或脾肾同治，借肾水之滋养或命火之温煦，以加强抑肝扶脾之作用。

（2）养血镇肝，祛风安神

对于肝虚受风所致之惊悸证，许叔微运用养血镇肝，祛风安神法治疗，受到历代医家重视。本病症见惊悸振掉，失眠多魇，卧则不安，发怒则剧，许叔微认为该病的病机为"肝经因虚，内受风邪"；肝主藏魂，"今肝有邪，魂不得归，是以卧则魂扬若离体也"，故"患神气不宁，每卧则魂飞扬，觉身在床而神魂离体，惊悸多魇，通夕无寐"。此病又每为情志郁怒而诱发，"肝主怒，故小怒则剧"（《普济本事方·卷一》）。许叔微独创真珠丸（真珠母、当归、熟干地黄、人参、酸枣仁、柏子仁、犀角、茯神、沉香、龙齿），养血镇肝治其本，对夹有风邪者，则兼服独活汤（独活、羌活、防风、人参、前胡、细辛、五味子、沙参、茯苓、夏曲、枣仁、甘草），祛风安神治其标。真珠丸药用真珠母、龙齿、朱砂平肝镇心，安神定悸，枣仁、柏子仁、当归、地黄补血养阴，人参、茯神培土荣木，犀角凉血清心除烦，沉香摄纳浮阳。独活汤中以独活、羌活、防风、前胡、细辛、生姜升阳祛风，半夏曲、茯苓化痰，人参、沙参、乌梅、枣仁、五味子养阴安神。这两方，前者治本，后者治标，标本兼治，相得益彰，共奏养血镇肝、祛风安神之功，对肝经阴血虚损、内受风邪的惊悸失眠证，确有一定疗效。许叔微治此种惊悸症，广为后世医家所效法，故张山雷在《中风斠诠》中称："近世平肝息风之法，知有珍珠母者，实自叔微此方开其端"。

（3）补益气血，养心安神

人体情志活动与五脏精气血阴阳的盛衰密切相关。若五脏精气血阴阳虚衰，则可出现情志的异常变化。反之，情志过激或持续不解，也可影响五脏精气血阴阳，而引发一系列情志疾病。如因惊而致阴血不足，不能养神，症见语言颠错，许叔微治用茯神散，补益气血，养心安神。方用茯神、熟地黄、白芍、川芎、当归、茯苓、桔梗、远志、人参各一两，为末，每用二钱，加灯心草、大枣煎服。方中以四物汤和人参补益气血，加入茯苓、茯神、远志、桔梗养心安神。

（4）祛风化痰，镇心安神

若痰涎壅盛，蒙蔽心神，导致精神若痴，或惊悸头眩等，许叔微用祛风化痰，镇心安神法治疗。如"惊忧积气，心受风邪"，症见发作时牙关紧急，涎潮昏塞，而醒后则精神若痴，许叔微治用惊气丸，化痰祛风。其方以天麻、麻黄、花蛇、全蝎、附子搜风，僵蚕、南星、苏子化痰，木香、橘红理气，朱砂、冰片、麝香安神开窍。若风痰不清，症见惊悸不宁，头时昏眩等，则用辰砂远志丸，或茯苓丸，镇心神，清风痰。辰砂远志丸，药用石菖蒲、远志、人参、茯神、川芎、山药、铁粉、麦冬、天麻、半夏曲、南星、白附子各一两，细辛、朱砂各半两，生姜汁糊丸如绿豆大，朱砂为衣，每服三五十粒。茯苓丸，药用朱砂、石菖蒲、人参、远志、茯神、茯苓、铁粉、半夏曲、南星，各等分，生姜汁糊丸为梧子大，朱砂为衣，每服十粒，加至三十粒。两方大同小异，以茯苓丸组方为简，方中以石菖蒲、远志、茯苓、半夏曲、南星、白附子清风痰，朱砂、茯神、铁粉、人参镇心神。若因惊而语言错乱，治用远志丸，祛痰镇心安神。方中以远志、南星、茯苓、白附子祛寒痰，人参、枣仁、朱砂、金箔养心镇心安神，麝香开窍。对因惊而致语言错乱者，配合上述养心安神的茯神散用之，常获良效。

（5）理气祛瘀，宁志安神

人之精神状态好，情志舒畅，则气机调畅，气血调和。若情志过激或持续不解，可致气血运行失调，进而引起躯体或情志的异常变化。许叔微临床治疗情志病时，常在安神定志的同时，配伍乳香、木香、橘红、川芎等调和气血之品来治疗。如由暴喜伤阳，暴怒伤阴，忧愁不意，气多厥逆而导致的气中病，临床表现为涎潮昏塞，牙关紧急，此虽似中风入脏之证，但仅为情志失调所致一时气厥，不久可以复常，无后遗症。许叔微提出治疗此病，不可通下攻邪以伤正气，应予以温中行气，开窍醒神，用苏合香丸化服四丸，灌之便醒，然后随其虚实寒热而调治。方用苏合香油一两，白术、丁香、朱砂、木香、白檀香、乳香、沉香、犀角、荜茇、安息香、香附、诃子各二两，冰片一两，麝香二两，蜜丸如梧桐子大。方中以苏合香、安息香透窍开闭，是诸香药中醒脑力量最强的两味；麝香、冰片芳香辟秽，走窜经络，善通全身各窍；犀角清心解毒，朱砂镇心安神；沉香、木香、白檀香、香附、乳香、丁香行气降逆，宣窍开郁，温中散寒；荜茇配合诸香药，增加温中祛寒、破气开郁的作用；白术温胃健脾，诃子收敛，以防诸香药辛散耗正之弊，诸药合为辛香通窍、温中行气、醒脑之剂。又如对"惊忧积气，心受风邪"导致的发作时牙关紧急，涎潮昏塞，而醒后则精神若痴之症，许叔微治用惊气丸，方中除用搜风化痰，安神开窍之品外，还配合应用木香、橘红等理气以安神。此外，治疗过度惊恐，影响心神，因惊失心，许叔微治用宁志膏，活血祛瘀，宁志安神。方用人参、枣仁各一两，朱砂半两，乳香一分，蜜丸如弹子大，每服一丸，薄荷汤下。方中以乳香活血祛瘀，人参、枣仁、朱砂益气养心，安神宁志。

（6）益气养阴，壮胆安神

胆主决断，若胆气亏虚，症见多畏恐，不能独卧，如人捕状，头目不利，许叔微治用人参散，益气养阴，壮胆安神。方用人参、枳壳、五味子、桂心各三分，柏子仁、熟地黄各一两，山萸肉、甘菊、茯神、枸杞各三分，为末，每用二钱，温酒调服。方中以人参、五味子、柏子仁、熟地黄、萸肉、枸杞、茯神、甘菊益气养阴，枳壳、桂心降逆潜阳。目前临床治疗此症，常用温胆汤。温胆汤为化痰清热之剂，对痰热上扰宜用。如对胆虚者，当用本方更为恰当。

综上所述，许叔微在长期的医疗实践中，创建了一系列治疗情志病的方法。在运用语言劝说开导法的同时，还结合使用抑肝补脾（如真珠母、虎睛、龙齿、山药、人参等），镇心安神（如金箔、朱砂、铁粉等），养心安神（如酸枣仁、远志、白芍、当归，麦冬等），化痰安神（如远志、白附子、南星、白僵蚕、干蝎、石菖蒲、半夏等），祛瘀安神（如乳香、花蛇等），理气安神（如木香、香附、乳香、丁香、橘红、川芎、桔梗等），清火安神（如黑栀、黄芩等）等方药治疗，以从心肝论治为主，再佐以化痰、开窍、温肾、宣肺、理脾等法，此为后人论治情志病奠定了坚实的基础。

（七）头痛

头痛是指由于外感与内伤，致使脉络绌急或失养，清窍不利所引起的以病人自觉头部疼痛为特征的一种常见病证。头痛是临床上常见的自觉症状之一，可单独出现，亦可出现于多种急慢性疾病中，有时还是某些相关疾病加重或恶化的先兆。许叔微在《普济本事方·卷二》中专节列出论治头痛方，并在其他篇章中也进一步阐述其相关论治，说明其对此病的重视。

1. 病因病机

对于头痛的病因病机，许叔微分别从外感、内伤加以论述。

（1）外感头痛

许叔微指出："风寒客于头中，偏痛无时"（《普济本事方·卷二》）。认为感受风寒等外邪，侵袭经络，上犯巅顶，清阳之气受阻，气血不畅，阻遏络道，可致头痛。

（2）内伤头痛

许叔微认为气虚可致头痛，并提出："肾气不足，气逆上行，头痛不可忍，谓之肾厥"，"下虚者肾虚也，故肾厥则头痛；上虚者肝虚也，故肝厥则头晕"（《普济本事方·卷二》）。脑为髓海，主要依赖肝肾精血濡养，以及脾胃运化水谷精微，输布气血上充于脑。若肝肾精血不足，肝肾阴亏，肝阳上亢，上扰清空可致头痛。若脾胃虚弱，气血生化不足，不能上荣于脑髓脉络，亦可导致头痛。

2. 辨证治疗

对于头痛的治疗，许叔微强调应根据其临床表现的不同，辨别病位所在及致病之因，分清外感、内伤，辨别虚实，进行辨证论治。

（1）头痛

①肾厥头痛

若肾气不足，气逆上行，形成上热下寒之证，症见头痛不可忍，脉举之则弦，按之则坚，许叔微治用玉真丸（《普济本事方·卷二》）温下元，清上热。方用硫黄二两，石膏、半夏各一两，硝石一分，生姜汁为丸，如梧子大，每服三十丸。方中以硫黄补火，助下焦真阳，以石膏清火，除上焦邪热，使寒温并调，半夏、硝石散结降逆，为之佐使。同时许叔微还强调灸关元百壮，以加强温补肾阳的作用。另外，许叔微还记载了沈括治疗肾厥头痛的硫磺丸（《普济本事方·卷二》）。方用硫磺二两，硝石一两，水丸如指头大，空心腊茶嚼下。方中硫磺补火助阳，硝石辟秽涤浊，攻坚破积。两药合用，可治久病头风。

②气虚头痛

气虚清阳不升，不能上荣于脑，亦可导致头痛。许叔微用治气虚头痛有三方（《普济本事方·卷二》）：一方用大附子一个，全蝎二个，钟乳一分，用面少许水和裹炮熟，均碾为末，以焦黄为度，每用一钱或半钱，葱茶调服。方中用附子、钟乳温阳止痛，全蝎搜络止痛，面少许顾护脾胃，诸药合用，攻补兼施。一方用川芎二个、大附子一个，为末，加冰片、麝香，每用半钱，葱茶调服。方中用附子温阳止痛，川芎、麝香、冰片活血祛风止痛。一方用好川芎半两，为末，每用二钱，腊茶清调服。川芎辛温香燥，走而不守，既能行散，上行可达巅顶；又入血分，下行可达血海。古人谓川芎为血中之气药，具有辛散、解郁、通达、止痛等功能，为治疗头痛之要药。许叔微云其曾用此方治疗妇人产后头痛，一服即愈。

③伤风头痛

风邪侵袭，循太阳经上犯巅顶，阻遏清阳之气，导致头痛，许叔微治用黑龙丸（《普济本事方·卷二》），祛风散寒止痛。方用天南星、川乌、石膏各半斤，麻黄、薄荷各四两，藁本、白芷各二两，京墨一两半，为细末，炼蜜杵，丸如弹子大，每服1丸，薄荷茶汤调下。方中以麻黄、藁本、白芷、南星、川乌祛风散寒止痛，薄荷、石膏、京墨疏散风热，清利头目，故可治一切伤风头痛。

④风痰头痛

素有痰湿，外感风邪，夹痰上扰，蒙蔽清窍，阻塞经络，症见头痛面赤，烦闷咽干，上膈风痰，头目晕昏，背项拘急，百节疼痛，许叔微治用芎辛丸（《普济本事方·卷四》），息风通络化痰。方用川芎、防风、僵蚕、独活各一两，天麻四两，桔梗三两，细辛、白附子、羌活、甘草各半两，薄荷、荆芥各一两半，上为细末，炼蜜丸如弹子大，每服一粒，清茶吞下，温酒亦可，食后服。方中以防风、独活、羌活、细辛、桔梗、薄荷、荆芥解表祛风，白附子、僵蚕、天麻、川芎搜风化痰，活血通络，甘草和中。

⑤伤寒头痛

外感寒邪，凝滞血脉，经络不通，而致头痛，许叔微用治伤寒头风方（《类证普济本事方续集·卷二》），祛寒通络止痛。方用炮川乌、草乌各半两，麻黄一两半，川芎、防风、羌活、地龙（原书缺药量），全蝎十个，雄黄三钱，为末，每服半钱，食后清茶调下。方中以麻黄、防风、羌活祛风，川乌、草乌、雄黄散寒，川芎、地龙、全蝎通络。

（2）偏头痛

偏头痛又称偏头风，其痛暴发，痛势甚剧，或左或右，或连及眼、齿，痛止如常人。许叔微论治此病，强调分清病因之寒热，辨证论治。

①风热壅盛

风热上扰，症见鼻塞清涕，下泪多眵，齿间紧急，作偏头疼，许叔微治用川芎散，疏散风热。方用川芎、柴胡各一两，半夏曲、甘草、甘菊、细辛、人参、前胡、防风各半两，为末，每用四钱、生姜四片、薄荷五叶，煎服。方中以柴胡、薄荷、甘菊、前胡疏风散热，防风、细辛辛而微温，助上药发散表邪，川芎活血，人参补气，半夏曲、生姜、甘草调和脾胃。

②风寒久客

风寒久客头中，症见偏痛无时、牵引两目，甚致失明，许叔微治用白附子散（《普济本事方·卷二》），散风祛寒通络。方用炮白附子一两，麻黄、炮川乌、炮南星各半两，全蝎五个，干姜、朱砂、麝香各一分，为末，每用一分酒调服。方中以白附子、麻黄、川乌、干姜祛散风寒，南星、全蝎、麝香通络止痛，朱砂镇静。《本事方释义》解释说："此因客邪入于头中，偏痛无时，以致失明，非辛香温热能行之药不能搜逐其邪，非温散之药不能送邪达外。"

③寒痰阻络

寒痰阻络，症见偏头风，用治偏头风方（《类证普济本事方续集·卷二》）祛风散寒，化痰搜络。方用皂角、白芷、白附子各等分，为末，每服一钱。本方特点是，将皂角一味，置于祛风药白芷、白附子中，以加强祛风止痛之效。

（八）头晕

头晕是指头脑昏沉，视物昏花旋转，严重者张目即觉天旋地转，不能站立的一种病症。本病的发生，属于虚者居多，如阴虚则易肝风内动，血少则脑失所养，精亏则髓海不足，均易导致头晕。其次由于痰浊壅遏，或化火上蒙，亦可形成头晕。许叔微主要从以下几个方面诊治本病。

1. 风眩头晕

肾阴素亏，或气血不足，肝失所养，肝阴不足，肝阳上亢，亢逆化风，发为头晕，许叔微治用庞安时的川芎散（《普济本事方·卷二》），滋阴潜阳，平肝息风。方用山萸肉一两，山药、甘菊、人参、茯神、川芎各半两，为末，每用二钱，酒调服。方中以山萸肉、山药、人参滋阴，甘菊、茯神、川芎养血平肝。近代宁波名医范文虎将本方易名为"头晕六味方"，认为此方配合默契，补中有泻，寓泻于补，成通补开合之剂，用治肝肾不足、气虚脾弱，或夹风、夹痰所致的眩晕，有桴鼓之效。

2.肝厥头晕

素体阳盛，肝阳上亢或长期忧郁恼怒，气郁化火，使肝阴暗耗，风阳升动，上扰清空，均可导致头晕的发生。对于此类由于肝阳亢逆，肝阴亏虚导致的头晕，许叔微治用钩藤散（《普济本事方·卷二》），平肝潜阳，滋阴清热，清利头目。方用钩藤、陈皮、半夏、麦冬、茯苓、茯神、人参、甘菊、防风各半两，甘草一分，石膏一两，为末，每用四钱，生姜七片，煎服。方中以钩藤、甘菊平肝潜阳、清利头目，二陈汤燥湿化痰，麦冬、茯神养阴安神，石膏清热，防风祛风，人参扶正。若肝厥状如痫疾，不醒而呕吐，如醒后出现头虚晕发热，则用醒后头虚晕发热方（《普济本事方·卷一》），以散热平肝。方用麻黄、钩藤、石膏、干葛、半夏曲、柴胡、甘草、枳壳、甘菊各等分，为末，每用四钱、生姜三片、枣一个，煎服。方中以麻黄、柴胡、干葛、石膏散邪退热，钩藤、甘菊平肝潜阳、清利头目，半夏曲、枳壳、生姜、大枣、甘草降逆和胃，诸药合用，使热退呕止头晕消除。

3.气虚头晕

久病不愈，耗伤气血，或脾胃虚弱，不能健运水谷以生化气血，以致气血亏虚，清阳不升，脑失所养，或气虚卫外不固，风邪侵袭，均可致头晕发生。对此，许叔微治用渠云杨吉老传的白芷丸（《普济本事方·卷二》），补中益气，健脾散风。方用白芷、石斛、干姜各一两半，细辛、五味子、厚朴、茯苓、肉桂、防风、甘草、陈皮、白术各一两，蜜丸如梧子大，每服三十丸。方中以白术、茯苓、甘草益气健脾燥湿，厚朴、陈皮理气健脾，干姜、肉桂温中健脾，白芷、细辛、防风散风驱邪，石斛、五味子养阴敛气。诸药合用，共凑益气健脾，散风驱邪之功。

4. 风痰头晕

风痰上壅，闭塞清阳而致头晕。许叔微治用羚羊角散（《普济本事方·卷二》），祛风化痰平肝。羚羊角散，由羚羊角、茯神各一两，川芎、防风、半夏、白芷、甘草各半两，枳壳、炮附子各三分，为末，每用四钱、生姜半分，煎服。方中以羚羊角清肝息风，防风、白芷、川芎祛风散邪，附子、生姜温散通阳，半夏、枳壳、甘草化痰和中。方中既有羚羊角之寒以清肝息风，又有附子、生姜之热以温散通阳，寒热并用，既可治"本因体虚风邪乘于阳经，上注于头面，遂入于脑"，又可治"因痰水在于胸膈之上，犯大寒使阳气不行，痰水结聚，上冲于头目"而致头晕。

5. 虚风头晕

元气亏虚，阴邪交荡，上盛下虚，气不升降，故致头晕。虚风扰动，痰浊内生，故临床兼见吐涎不已。许叔微治用养正丹（《普济本事方·卷二》），去邪辅正，助阳接真。方用黑铅、水银、硫黄、朱砂各一两，上用建盏一只，火上熔铅成汁，次下水银，用柳枝子打匀，取下放少时，下二味末打匀令冷，取下研为粉，用米饮丸或用枣肉丸如梧子大，每服三十丸，盐汤调服。方中有黑铅、水银之寒，硫黄之热，既去邪辅正，助阳接真，又镇坠痰涎，故《本草纲目·水银》说："水银……同黑铅结砂，则镇坠痰涎，同硫黄结砂，则拯救危病。"临床非独治虚风头晕，其适应症广泛，故许叔微自注云："此药升降阴阳，补接真气，非止头旋而已。"

6. 头风头晕

妇人患头风病，每发掉眩，如在舟车上，此因血虚肝有风邪侵袭所致，许叔微治用芎羌散（《普济本事方·卷十》），养血祛风。方用川芎一两，当归三分，羌活、旋覆花、细辛、蔓荆子、石膏、藁本、荆芥、半夏曲、防风、熟地黄、甘草各半两，为末，每用二钱、生姜五片，煎服。方中以川芎、当归、熟地黄养血，羌活、细辛、荆芥、藁本、蔓荆子祛风，旋覆花、半夏曲化痰，石膏清解郁热。《本事方释义》说："此方风药居多，辛温辛凉之味恐其升腾太过，故以地黄之甘苦微寒、甘草之甘平和缓以调之，则经络不致受伤，而肝家之风邪自熄。"头风实证者，如偏正头风，夹脑风，并一切头风，不问年深日近者，许叔微还治用透顶散（《类证普济本事方续集·卷二》），外用搐鼻，有祛涎醒脑之功。方用细辛三茎，瓜蒂七个，丁香三粒，糯米七粒，冰片一豆大，麝香一黑豆大，上将脑、麝入乳钵内研极细，将前四味另研为末，然后入乳钵内，荡起脑、麝令匀，用瓦罐子盛之，谨闭罐口。每用一豆大许搐鼻，良久出涎则安。

（九）中风

中风是以卒然昏倒、不省人事，伴口眼㖞斜，半身不遂，语言不利，或不经昏仆而以㖞僻不遂为主症的一种疾病。中风的发生，主要是由于患者平素气血亏虚，加之忧思恼怒，或饮酒饱食，或房事劳累，或外邪侵袭等诱因，以致气血运行受阻，肌肤筋脉失于濡养；或阴亏于下，肝阳暴张，阳化风动，血随气逆，夹痰夹火，横窜经隧，蒙蔽清窍，而形成上实下虚，阴阳互不维系的危急证候。一般有外邪侵袭而引发者称为外风，又称真中风或真中；无外邪侵袭而发病者称为内风，又称为类中风或类中。许叔微所论中风，有"风中脉则口眼㖞斜，风中腑则肢体废，风中脏则性命危"（《普济本事方·卷一》），并认为"凡风中腑宜汗而解"，显系以外邪侵袭所致之外风为主，多从当时"内虚邪中"来立论。当然，对于内风，许叔微也有一定的创见。许叔微治中风主要有以下几个特点：

1. 扶正祛邪并用

许叔微所论中风，以外邪侵袭所致之外风为主，强调内虚邪中之病机，故治疗上多扶正祛邪并用。如治疗"肝经因虚，内受风邪，卧则魂散而不守，状若惊悸"的真珠丸和独活汤，真珠丸药用真珠母、当归、熟地黄、人参、枣仁、柏子仁、犀角、茯神、沉香、冰片、辰砂，由养血药、镇肝药、安神药等组成；独活汤中也既用人参、沙参、乌梅、枣仁、五味子等养阴安神，还用半夏曲、茯苓化痰，独活、羌活、防风、前胡、细辛、生姜升阳祛风。又如，治疗病因惊恐，肝受邪气，乘脾侮肺所致的"时复头眩，瘛疭搐掣"等的山蓣丸，由镇肝药、健脾药、化痰药、祛风药等组成。治疗"风在肝脾，语塞脚弱"的地黄酒，药用熟地黄、附子、茵芋、羌活、防风、川芎、石斛、丹参、牛蒡根、牛膝、杜仲、桂枝、大麻子，由祛风药、养血药、温养药等组成。还有治疗"中风虽能言、口不喁斜、而手足軃曳、脉虚浮而数"的星附散，药用天南星、半夏、附子、白附子、川乌、僵蚕、没药、人参、茯苓，方中既以天南星、半夏、僵蚕、茯苓祛痰，附子、白附、川乌祛风散寒，没药活血通络，又以人参扶正，使邪散风祛，正气得复。

2. 镇肝养肝为主

许叔微论中风的发生，认为其病位涉及心肝脾肾等多个脏腑，但主要与肝关系密切。认为中风的发生，多是由于肝经、肝之阴血亏虚，风邪内侵，扰动肝阳所致，所以在治疗上多用镇肝养肝药。如治疗"肝经因虚，内受风邪"，导致惊悸不寐的真珠丸中，既以真珠母、龙齿、朱砂平肝镇心，又以枣仁、柏子仁、当归、地黄等补血养阴，还以人参、茯神培土荣木。又如，在论述抑肝补脾治疗惊病时，提出病人出现"时复头眩，瘛疭搐掣，心胞伏涎"等表现，是"病因惊恐，肝脏为邪"，肝邪乘脾侮肺所致，许叔微制用三方——山蓣丸、续断汤和独活散。三方中除了用人参、白术、淮山、茯苓等扶脾之药外，还用了真珠母、龙齿、虎睛、防风、白芍、熟地黄等大量治肝之药。由此可见，许叔微在中风病治疗上，非常注重镇肝养肝，或用真珠母、紫石英、虎骨、虎睛、龙齿等镇肝息风治其标，或用当归、白芍、川芎、熟地黄等滋养肝血治其本。

3. 善用祛风涤痰

许叔微认为，中风的发生多与风痰阻络有关，故治疗上善用祛风涤痰之法。如风客阳经，邪伤腠理，症见背膂强直，口眼㖞斜，体热恶寒，痰厥头痛，肉瞤筋惕，辛頞鼻渊，许叔微治用定风饼子，祛风化痰通络。方用天麻、川乌、南星、半夏、川姜、川芎、茯苓、甘草，各等分为丸，如龙眼大，作饼子，每服1饼。方中以川乌、川姜祛风散邪，川芎、天麻和血祛风止痛，南星、半夏、茯苓化痰，甘草和中。若体虚有风，外受寒湿，身如在空中，许叔微治用二生散，其方以生附子、生天南星各等分，上二味，㕮咀，每服四大钱，水一盏半，生姜十片，慢火煎至八分去滓服。方中以附子、生姜温通祛寒止痛，天南星祛风涤痰，本品专走经络，善祛风痰而止痉。同时，许叔微提到自身曾患此疾，用此方三服而愈，并提出"煎不熟有大毒，令人发肿增病"，告诫医者用此方时要久煎，防止引起中毒。

4. 重视活血化瘀

对于中风，许叔微虽强调内虚邪中之病机，但同时也认识到"此疾积习之久，非一日所能致"。中风的病程往往很长，容易影响气血的运行，导致很多后遗症的发生，因此，在治疗中风时，尤其是在中风后遗症的治疗上，许叔微多强调配合应用乳香、没药、川芎、丹参等活血化瘀之品。如治疗中风后遗症的小续命汤，方中既以防风、麻黄、防己、杏仁、生姜祛风通络，人参、附子、肉桂、甘草益气助阳，黄芩祛解标热，又以白芍、川芎和血活血，为扶正祛邪之名方。又如，治一切瘫痪风的铁弹丸，药用乳香、没药、五灵脂、麝香，化瘀通络，方简力宏，可于小续命汤之后常服。还有治疗风在肝脾，语塞脚弱，大便多秘的地黄酒中，除以熟地黄、附子、杜仲温补下元，羌活、防风、桂枝、牛蒡、茵芋祛风通络，大麻子、石斛润燥滑肠外，还以丹参、川芎、牛膝、酒活血化瘀。

5. 提倡吐法论治

许叔微认为，对于痰涎壅盛之中风，还应用吐法来治疗。其云："《必用方》论中风无吐法，引金虎碧霞为戒，且如卒暴涎生，声如引锯，牙关紧急，气闭不行，汤药不能入。命在须臾，执以无吐法，可乎？但不当用银粉药，恐损脾坏人四肢尔。"(《普济本事方·卷一》)因此，在临床治疗中风忽然昏若醉，形体昏闷，四肢不收，风涎潮于上膈，气闭不通，许叔微用救急稀涎散，或胜金丸，使吐痰涎而开闭。救急稀涎散用猪牙皂角四挺，晋矾一两，为末，每用半钱温水调服，微微冷涎出一二升便得醒。胜金丸用猪牙皂角二两，生薄荷五两，瓜蒂末一两，藜芦末一两，朱砂半两，为丸，如龙眼大，温酒化一丸，甚者二丸，以吐为度，得吐即醒。

6. 倡导灸治中风

对于中风，许叔微还非常推崇用灸法治疗，提出"凡中风，用续命、排风、风引、竹沥诸汤及神精丹、茵芋酒之类，更加以灸，无不愈者"(《普济本事方·卷一》)。同时，许叔微列出灸中风十二穴：听会、颊车、地仓、百会、肩髃、曲池、风市、足三里、绝骨、神庭、大椎、风池，详细阐述了此十二穴的取穴法、灸法、适应证及其禁忌等。如对听会二穴的描述："在耳微前陷者中，张口有穴耳前陷中动脉宛宛中，侧卧张口取之。治耳聋，耳中状如蝉声，牙车脱臼，日可灸五壮至三七壮止，十日报灸即愈，忌动风、生冷、猪鱼等物。"并引用《灸经》"日灸五壮至七壮止，可经十日许，还依前灸之。慎冷食"进行佐证。对于中风，口眼㖞斜，涎潮闭塞，半身不遂等，各灸 3 ～ 7 壮，效果甚佳。另外，许叔微还提到了灸中风口眼歪斜不正的家藏方："于耳垂下麦粒大灸三壮，左引右灸，右引左灸。"通过局部艾灸温通经脉，祛除寒邪，扩张血管，有效缓解中风口眼歪斜不正。同时强调要左病治右，右病治左，健患交替艾灸部位，以平衡双侧面部肌力。这一方法，至今仍有效地指导着临床实践。

综上所述，许叔微认为内虚邪中，风痰瘀血阻络是中风的主要病机，病位主要在肝，在治疗时强调扶正祛邪，镇肝养肝，祛风涤痰、活血化瘀之法。同时，还倡导用吐法和灸法治疗，颇具特色。

（十）积聚

积聚是腹内结块，或痛或胀的病证。其中积是有形，固定不移，痛有定处，病属血分，乃为脏病；聚是无形，聚散无常，痛无定处，病属气分，乃为腑病；二者虽在病情和病机上有不同，但二者病因相同，病机相关，故常合称积聚。

许叔微在《普济本事方·卷三》中，列积聚凝滞五噎膈气篇，对积聚病进行专门论述。许叔微论治积聚，临床体会较深，概括起来主要有以下几个方面的特点。

1. 强调审因论治

许叔微论治积聚，强调要辨清病邪性质，根据其"喜""恶"之性来用药。其在《普济本事方·卷三》中云："大抵治积，或以所恶者攻之，以所喜者诱之，则易愈。"同时，进一步提出要审因用药。指出："硇砂、水银治肉积；神曲、麦蘖治酒积；水蛭、虻虫治血积；木香、槟榔治气积；牵牛、甘遂治水积；雄黄、腻粉治涎积；礞石、巴豆治食积，各从其类也。"并强调"须是认得分明，是何积聚，然后增加用药"。认为临证中应明确积之病因，然后根据病邪的特点选用药物。在选用药物时，还注意相同药效的药物要配伍用之，认为"用群队之药，分其势则难取效。许嗣宗所谓譬犹猎不知兔，广络原野，冀一人获之，术亦疏矣"，在此引用生活实践中的事例，形象说明配伍用药的重要性。

2. 善用理气化痰之品

积聚的发生，多因情志郁结，饮食所伤，外感寒湿，导致脏腑失和，气机郁滞，气不行津，津液内停，痰湿内阻，而成积聚。因此，气机郁滞，痰湿内停，常常是积聚发生的关键因素，临床治疗时应予以理气化痰。许叔微在治疗积聚时，也多用理气化痰之品。如治疗积气五噎，胸膈不快，停痰宿饮的缠金丹中，用木香、丁香、沉香、槟榔理气消积，飞矾、马兜铃、南星、半夏、生姜汁化痰；治疗伏积注气，发则喘闷的诃子丸中，用枳壳、槟榔、桔梗、橘红、茯苓等理气化痰；治疗一切积聚有饮，心痛的硇砂丸中，用硇砂、巴豆、大黄、槟榔攻逐水饮，木香、青皮行气理气等。

3. 善用活血化瘀之品

积聚的形成，尤其是积的发生，常常是由于瘀血内停所致，治疗时应予以活血化瘀散结。因此，许叔微在治疗积聚时，又善用水蛭、虻虫、川芎、桃仁、三棱、干漆等活血化瘀之品，消逐血络瘀积。如提出"水蛭、虻虫治血积"，在治疗积气五噎、胸膈不快、停痰宿饮的缠金丹中，用硇砂、五灵脂活血散结；治疗伏积注气，发则喘闷的诃子丸中，用桃仁、白芍、川芎、鳖甲活血化瘀；治疗一切积聚有饮，心痛的硇砂丸中，用硇砂、三棱、干漆活血化瘀消积等。

4. 善用荡涤峻猛之品

积之为病，多是由于气血痰湿壅塞，痹阻血络，瘀结为患，积而成块，为时较久，病情较重。治疗此种顽症痼疾，往往又非一般药力所能及，常需配伍荡涤峻猛之品。许叔微在临证治疗积聚时，也善用通利破积之峻药，以荡涤积滞，推陈致新。如提出用硇砂、水银治肉积；牵牛、甘遂治水积；雄黄、腻粉治涎积；礞石、巴豆治食积等。在治疗一切积聚有饮，心痛的硇砂丸，以及治疗沉积的感应丸中，也都重用巴豆逐饮消积。

5. 注意扶正祛邪兼用

积聚日久，容易损伤气血，攻伐之药用之过度，亦容易耗损正气，故在治疗积聚时，还要始终注意保护正气，防止攻伐太过。许叔微在治疗积聚时，也非常注意扶正祛邪兼用。如治疗积气五噎、胸膈不快、停痰宿饮的缠金丹中，除了用木香、丁香、沉香、槟榔理气消积，飞矾、马兜铃、南星、半夏、生姜汁化痰，硇砂、五灵脂活血散结，朱砂安神外，还用官桂、胡椒、肉豆蔻温运，天花粉养胃润燥以防诸燥药伤阴；治疗伏积注气，发则喘闷的诃子丸中，除了用枳壳、槟榔、桔梗、橘红、茯苓等理气化痰，桃仁、白芍、川芎、鳖甲等活血化瘀外，还用人参扶助正气；治疗一切积聚有饮，心痛的硇砂丸中，除了以巴豆、大黄、槟榔逐饮，硇砂、三棱、木香、青皮、干漆理气活血消积，还配以干姜、胡椒、肉豆蔻等温通，并用醋煎和丸以缓诸峻药之性。

综上所述，许叔微诊治积聚，根据其病因病机，审因辨证论治，扶正祛邪，既采用理气行气、活血化瘀、荡涤峻猛之品去除气滞痰瘀之患，同时始终注意保护正气，防止攻伐太过，导致虚虚实实之患，显示了许叔微临证用药之精细，也为后世辨证论治积聚病奠定了良好的基础。

（十一）遗精

遗精是指不因性交而精液自行泄出。有梦而遗者名为"梦遗"，无梦而遗，甚至清醒时精液自行滑出者为"滑精"。多由肾虚精关不固，或心肾不交，或湿热下注所致。许叔微在《普济本事方·卷三》，列膀胱疝气小肠精漏篇，对遗精梦遗进行专门论述。其云："梦遗有数种：下元虚惫，精不禁者，宜服茴香丸（即金锁丹）；年壮气盛，久节淫欲，经络壅滞者，宜服清心丸；有情欲动中，经所谓'所愿不得，名曰白淫'，宜良方茯苓散。正如瓶中煎汤，气盛盈满者，如瓶中汤沸而溢；欲动心邪者，如瓶之倾侧而出；虚惫不禁者，如瓶中有罅而漏，不可一概用药也。"许叔微根据梦遗病位在心、在肾不同，运用温、清、利、涩四法辨证施治。

1. 经络壅滞，蕴而化热

若年壮气盛，久节淫欲，导致经络壅滞，蕴而化热，症见梦遗，心怔恍惚，膈热者，许叔微治用清心丸，清热凉心。方用黄柏皮一两，冰片一钱，同研匀，炼蜜丸如梧子大，每服十九丸至十五丸，浓煎麦门冬汤调服。方中以黄柏皮、冰片清热凉心，麦门冬汤养阴清热。

2. 肾气闭塞，精气不摄

若肾气闭塞，精气无所管摄，导致遗精不时妄出，许叔微治用猪苓丸，通因通用。方用半夏一两，猪苓四两，先用一半猪苓炒半夏黄色不令焦，地上出火毒半日，取半夏为末，糊丸如梧子大，候干，再用剩下猪苓末二两，炒微裂，同用不泄沙瓶养之，每用三四十丸，温酒盐汤调服。此因肾气闭，一身之精气无所管摄，故妄行而出不时，故用半夏之利性，猪苓之导水，使肾气通而精固。临床用之，效果良好。故许叔微云："予药囊中尝贮此药，缓急以与人，三五服皆随手而验。"

3. 情欲动中，所愿不得

若情欲动中，所愿不得导致的白淫，许叔微治用良方茯苓散，补益心脾。其方以白茯苓为末，每用半两，温水调下，空心食前临卧时服，一日四五服。

4. 下元虚寒，精关不固

若下元虚怠，精关不固，导致遗精，梦遗不禁，许叔微治用金锁丹，亦名茴香丸，温肾涩精。方用茴香、胡芦巴、破故纸、龙骨各一两，木香一两半，胡桃肉三七个，羊外肾三对，研成膏酒浸为丸，如梧子大，每服三五十丸，温酒调服。方中以茴香、胡芦巴、破故纸、胡桃肉，羊外肾温补下元，填精固肾，龙骨涩精固遗，木香行气。

（十二）虚劳

虚劳，又称为虚损，是由多种原因所致的，以脏腑亏损，气血阴阳不足为主要病机。虚劳涉及的内容很广，凡禀赋不足，后天失养，病久体虚，积劳内伤，久虚不复等所致多种病证，以脏腑气血阴阳亏损为主要表现的，均属于本证的范围。

许叔微在《普济本事方•卷二》，专列补益虚劳方论治虚劳。许叔微治疗虚劳病，不离乎五脏，而五脏之伤，又不外乎气血阴阳，故对虚劳的辨证，以气血阴阳为纲，五脏虚候为目，五脏之中，又尤其注重脾肾二脏。对于虚劳的兼症突出者，如乏力、发热、盗汗等，又重点立方论述。

1. 虚劳在脾

（1）脾胃气虚

脾胃虚弱，失于健运、受纳腐熟，饮食不进，或不能化生水谷精微，气血生化不足，即可导致虚劳的产生。许叔微治用健脾开胃进食法，创制七珍汤、人参丸、白术散等方剂健脾益气，开胃进食。七珍散由人参、黄芪、白术、山药、茯苓、粟米、甘草组成，均为健脾益气之品，故许叔微云其能"开胃养气进食"。人参丸由人参、山药、白术、茯苓、石斛、黄芪、五味子组成，方中以人参、黄芪、白术、山药、茯苓健脾益气，石斛、五味子滋养胃阴，许叔微谓本方能"平补五脏虚羸、六府怯弱，能充肌肤、进饮食"。白术散由人参、白术、茯苓、甘草、当归、厚朴、桔梗、干姜、桂心组成，方中以人参、白术、茯苓、甘草健脾益气，厚朴、桔梗理气，干姜、桂心温中，当归补血，许叔微谓其能"和气调中进食"。可见，调补脾胃，恢复正常进食，促进气血化生，是许叔微治疗虚损的一大特点。

（2）脾胃阴虚

脾胃阴虚，运化失常，津液不能上承，症见不思饮食，口干烦躁，许叔微治用黄芪汤，养阴开胃。方用黄芪、熟地黄、白芍、五味子、麦冬各三分，茯苓一分，甘草半两，为末，每用三钱，加姜、枣煎服。方中以熟地黄、白芍、五味子、麦冬、乌梅滋阴养液，黄芪、茯苓、甘草健脾益气。

2. 虚劳在肾

（1）下元虚冷

真阳不固，症见男子夜梦交合，觉来盗汗，面无精光，肌体燥涩，耳内虚鸣，腰背疼痛，精神不宁，饮食无味，日渐瘦悴，夜多小便，妇人月事愆期，血海久冷，恶露不止，赤白带下。许叔微治用黑锡丸，温肾回阳。方用黑铅、硫黄各三两，茴香、附子、胡芦巴、破故纸、川楝子、肉豆蔻各一两，巴戟、木香、沉香各半两，为丸如梧子大，每服三四十丸，男子盐酒或盐汤空心吞下，妇人艾醋汤下。方中以硫黄、茴香、附子、胡芦巴、破故纸、肉豆蔻、巴戟温阳回阳，黑铅、沉香降逆，木香、川楝子理气。许叔微云此方大能调治荣卫，升降阴阳，安和五脏，洒陈六腑，补损益虚，回阳返阴，功验神圣。此外本方还可治疗阴毒伤寒，面青舌卷，阴缩难言，四肢厥冷，不省人事之危重证，急用枣汤吞服一二百丸，即便回阳，命无不活。

（2）肾阴虚损

肾阴不足，虚火易动，症见劳嗽，耳作蝉鸣，眼见黑花等虚证，许叔微治用劳嗽方，养阴降火。方用五味子二两，鳖甲三两，地骨皮三两，蜜丸如梧桐子大，每服三五十丸。方中鳖甲、地骨皮养阴退蒸，五味子敛肺止咳。本方药少力宏，对阴虚久嗽有效。

（3）肾阳亏虚

肾阳不足，失于温煦，若见腰不能转侧，许叔微治用麋茸丸，温补肾阳。方用麋茸一两，茴香半两，菟丝子一两，羊肾二对，为丸如梧子大，每服三五十丸，盐汤调服。若表现出足膝无力，许叔微治用青盐丸，温肾健足。方用茴香三两，菟丝子四两，山药二两，青盐一两，为丸如梧子大，每服三五十丸。方中以茴香、菟丝子、山药补肾，青盐为引。

（4）肾精亏虚

肾中精气不足，失于固摄，女子可见月经淋漓，男子则见梦漏不止，日久身体羸弱而致虚损，许叔微治用八仙丹，固肾涩精。方用朱砂、磁石、赤石脂、代赭石、禹余粮、乳香，没药各一两，为丸如梧子大，每服一丸。方中以赤石脂、禹余粮温涩固摄，磁石、代赭石、朱砂重镇摄纳，乳香、没药活血祛瘀，防止诸药温涩太过。此法涩中有散，固而不滞，既能固涩活血，而又不耗动阴血，故许叔微云此方可"补精髓，壮筋骨，益心智，安魂魄，令人悦泽，驻颜轻身，延年益寿，闭固天癸"，"虚损，得此方服之，顿尔强壮，精气闭固，饮食如旧"。

3. 虚劳在脾肾

（1）脾肾两虚

肾为先天之本，脾为后天之本，脾肾亏虚，先后天不足，可导致虚损的发生，许叔微治用五味子丸，脾肾双补，以"收敛精气，补真戢阳，充悦肌肤，进美饮食"。方用五味子、川巴戟、苁蓉、人参、菟丝子、熟地黄、覆盆子、白术、益智仁、茴香、骨碎补、龙骨、牡砺各等分，蜜丸如梧子大，每服三十丸。方中以人参、白术、益智仁补脾，五味子、川巴戟、苁蓉、菟丝子、熟地黄、覆盆子、茴香、骨碎补、龙骨、牡砺补肾，为脾肾双补之方。故《本事方释义》云："补下药中必兼补中焦之品者，以精气必生于五谷也。"

（2）脾虚兼肾虚

脾失健运，不能化生水谷精微，日久必导致肾精亏虚。若症见饮食无味，气血衰败，肌肉不生，项背拘紧，腰脚无力，胸膈膨胀，多睡少痞，终日昏朦，夜多异梦，恶心噫酸，小儿吐乳，大人反胃等，许叔微治用戊己丸。方中以四君子汤健中，加入茴香、浮椒、香附温运理气，朱砂安神。此方能"护脾开胃，进饮食，长肌肉，生气血，化精益髓"。若症见夜梦盗汗，面无精光，唇口干燥，耳内蝉鸣，腰背倦痛，惊悸健忘，饮食无味，日渐瘦悴，外阴湿痒，夜多小便，腰重冷疼，足膝缓弱，妇人经候不调，赤白带下，久不成孕等，许叔微治用卫真汤。方中以人参、山药、茯苓健脾补气，生地黄、石斛滋养阴液，熟地黄、当归、牛膝养血益肾，木香、丁香、青皮理气醒脾，肉豆蔻温中固摄。此方能"生气血""实丹田，填五脏"。治疗元气衰惫，荣卫怯弱，真阳不固，上盛下虚证。

（3）肾虚兼脾虚

肾虚兼脾弱，症见脚时有肿，许叔微治用地黄丸，温肾健脾利湿。方用熟地黄二两半，苁蓉、茯苓、泽泻各三两，桂枝、附子各半两，五味子三两，黄芪一两，蜜丸如梧子大，每服四十丸至五十丸。方中以熟地黄、苁蓉、桂枝、附子、五味子补肾助阳，黄芪补脾，泽泻、茯苓利湿。《本事方释义》云："此肾虚而兼脾弱，则湿留不去，或时脚肿，故补肾药中必佐以辛热之品、淡渗下行之味"。

4. 虚劳少力

若虚劳少力，许叔微用双和散，补血益气。方用黄芪、熟地黄、当归、川芎各一两，白芍二两半，官桂、甘草各三分，为末，每用四钱、生姜三片、大枣一个，煎服。方中以四物汤补血，黄芪、官桂、甘草补气，生姜、大枣调和。此方不热不冷，温而有补，尤宜于病后虚劳气乏者。若虚劳羸瘦乏力不食，倦怠多惊畏，许叔微用石斛散，调补阴阳，理气安神，健脾助运。方用石斛四钱，牛膝、柏子仁、五味子、远志、木香、杏仁、肉苁蓉、诃子、橘皮、柴胡、人参、熟地黄各三钱，茯苓四钱，甘草二钱，干姜一钱半，神曲、麦糵各六钱，为末，每用二钱，米饮调服。方中以石斛、五味子、熟地黄、干姜、苁蓉、牛膝、诃子调补阴阳，柏子仁、远志、木香安神，杏仁、橘皮、柴胡理气，人参、茯苓、神曲、麦糵、甘草健中助运。

5. 虚劳发热

若虚损伴有骨蒸肌热，烦躁不安，许叔微用地仙散，清热退蒸，生津液。方用地骨皮、防风各一两，甘草一分，为末，每用二钱，生姜三片，竹叶七片，煎服。另有一方增人参半两，鸡苏一两，甘草一分。方中用地骨皮、防风、竹叶清热退蒸，鸡苏清降胃火，人参、甘草、生姜健脾益气开胃。若妇人血热虚劳骨蒸，或邪热客于经络，肌热痰嗽，五心烦躁、头目昏痛、夜多盗汗，许叔微治用人参散，补益气血、解肌退热。方用人参、白术、茯苓、柴胡、半夏曲、当归、赤芍、干葛、甘草各一两，子芩半两，为末，每用三钱，生姜四片，大枣二个，煎服。此方又名"人参清肌散"，由四君子汤、小柴胡汤、逍遥散加葛根而成。喻嘉言《医门法律·虚劳门方》说："此方治邪热浅在经络，未深入脏腑，虽用柴胡、干葛之轻，全借参、术之力，以达其邪……合之当归、黄芩，并治其血中之热。"

6. 虚劳盗汗

若虚劳盗汗不止，许叔微治用牡蛎散，益气固表止汗。方用牡蛎、麻黄根、黄芪，各等分为末，每用二钱，煎服。方中以黄芪益气固表，牡蛎、麻黄根固摄止汗。若虚热盗汗，食谷不佳，许叔微用柏子仁丸，健中和胃，养心敛汗。方用柏子仁、半夏曲各二两，牡蛎、人参、麻黄根、白术、五味子各一两，净麸半两，枣和丸如梧子大，每服三五十丸。方中以人参、白术、半夏曲、净麸健中和胃进食，麻黄根、牡蛎、五味子固涩敛汗，柏子仁养心安神。故许叔微云此方可"戢阳气，止盗汗，进饮食，退经络热"。

（十三）水肿

水肿是指体内水液潴留，泛滥肌肤，引起眼睑、头面、四肢、腹背甚至全身浮肿，严重者还可伴有胸水、腹水等。水肿的发生，多是由于外邪侵袭，饮食起居失常，或劳倦内伤，导致肺脾肾功能失调，终至膀胱气化无权，三焦水道失畅，水液停聚，泛滥肌肤而致。

许叔微在《普济本事方》卷四中，专列"肿满水气蛊胀"篇论述水肿病。关于水肿病的病机，许叔微认为："病在肾，肾者至阴也。标在肺，肺者太阴也。"治疗上则宗《内经》《伤寒杂病论》等经典之论，运用发表利水、分利湿热、攻逐水饮、健脾利湿、温运水饮等法。

1. 发表利水

外邪侵袭，肺失宣降，不能通调水道，下输膀胱，即可导致水液停聚而为水肿，许叔微治疗水肿，宗《内经》"开鬼门"之法，方用羌活散发汗解表，宣肺利水。其方以羌活、萝卜子各等分同炒，去萝卜子，为末，每用二钱，酒调服。方中用羌活发表散寒利湿散水，配以萝卜子行气平喘，助肺之宣降。

2. 分利湿热

对腹中有湿热气，目下作肿，如新卧起蚕之状，两足胫微肿，中满气急咳嗽，喘息有音，卧则右胁有气上冲，肩腋与缺盆相牵引不快，少思饮食之病，许叔微宗《内经》"洁净府"之法，方用葶苈丸分利湿热。方用葶苈半两，郁李仁三分，白术半两，牵牛子半两，赤茯苓、桑皮、羌活、汉防己、橘皮、泽泻各三分，蜜丸如梧子大，每用十丸，生姜橘皮汤调服。方中以葶苈、牵牛子、赤茯苓、汉防己、桑皮、泽泻、郁李仁利水，从大小便分消；白术健脾，羌活发表，橘皮理气。

3. 攻逐水饮

对症见肿满、小便不利者，许叔微用茯苓散攻逐水饮。方用郁李仁四钱，槟榔二个，赤茯苓、白术、甘遂各二钱，橘皮一钱半，为末，每用一钱，姜枣汤调服。方中以甘遂、郁李仁、槟榔逐水，白术、赤茯苓健脾利水，橘皮理气。或用厚朴半两，牵牛子五两，上为细末，每服二钱，姜枣汤调下。方中用厚朴理气行气，牵牛子泻肺气，逐水饮。

4. 健脾利湿

若脾虚不能制水，水湿泛溢肌肤，导致四肢肿满，许叔微治用大枣汤健脾利湿。方用白术半两，大枣三枚，煎服，日三四服，不拘时候。

5. 温运水饮

对脾阳虚衰，气化不利所致之脾元虚浮肿，许叔微用实脾散温阳健脾，行气利水。方用附子一个，草果、干姜各二两，甘草一两，大腹子皮六个，木瓜一个，同煮焙为末，调服。方中以附子、草果、干姜、甘草温阳健脾，大腹子皮、木瓜行气导水。其后，严用和《济生方》在本方中，加入厚朴、木香、白术三味，亦名"实脾散"，为治脾虚阴水的常用方。

（十四）痰饮

痰饮是指体内水液输布运化失常，停积于某些部位的病证，其含义有广义、狭义之分。广义痰饮是诸饮的总称，包括痰饮、悬饮、溢饮、支饮四种。狭义痰饮，仅为诸饮中的一个类型，指痰饮停留于肠胃的病证。许叔微在《普济本事方》卷三，专列治疗风痰停饮痰癖之方，其所论痰饮，以停留于肠胃的狭义痰饮为多，治疗上也以温中健脾，化痰涤饮之法为主。

1. 停痰宿饮

对于一般停痰宿饮，许叔微治用化痰丸健脾益气，理气化痰。方用半夏、人参、茯苓、白术、桔梗各一两，枳实、香附子、前胡、甘草各半两，上为细末，用半夏姜汁煮糊丸如梧子大，每服三四十丸，姜汤调服。方中以四君子汤健脾益气，桔梗、枳实、香附子升降气机，理气宽胸，半夏、前胡化痰。诸药合用，既健脾益气治其本，又理气化痰治其标。

2. 中脘风涎痰饮

若中脘有风涎痰饮，临床表现为眩瞑呕吐酸水，头痛恶心，许叔微治用三生丸涤痰祛风。方用生半夏二两，生南星、生白附子各一两，为末，滴水丸如梧子大，以生面滚衣，阴干，每服十丸至二十丸，生姜汤调服。此方三药均为燥湿化痰，祛风涤痰之品，药性峻烈，对风涎痰饮之重者，疗效甚好。

3. 心腹中脘痰水冷气

若肠胃胁下皆有痰饮，症见心下嘈杂，肠鸣多唾，口中清水自出，胁肋急胀，痛不欲食，脉沉弦细迟，许叔微认为，此是由于胃气虚冷所致，治用旋覆花汤温中蠲饮。方用旋覆花、细辛、橘皮、桂心、人参、甘草、桔梗、白芍、半夏各半两，赤茯苓三分，上为粗末，每用四钱，水一盏半，生姜七片，煎至八分，去滓温服。方中以旋覆花、橘皮、桔梗、生姜、半夏、细辛、桂心温阳化气，涤痰蠲饮，茯苓、人参、甘草益气健脾补中，白芍缓急止痛。本方对痰饮、悬饮均效。宋代严用和在此基础上，去细辛、桂心、桔梗、白芍、赤苓，加炮姜、槟榔，亦名"旋覆花汤"，治中脘伏痰、吐逆眩晕。

4. 心下停饮冷痰

若痰饮停于心下，症见头目眩晕，睡卧口中多涎，许叔微治用槟榔丸温胃祛痰。方用槟榔三分，丁香一分，半夏一两，细辛、干姜、人参各半两，为细末，姜汁煮糊丸如梧子大，每服二三十丸，姜汤调服。方中以槟榔、丁香温中行气，干姜、半夏、姜汁、细辛温胃祛痰，人参益气扶正。

5. 酒癖停饮

若酒癖停饮，症仅见呕吐酸水，许叔微治用干姜丸温运健脾。方用干姜、葛根、枳壳、橘红、前胡各半两，白术、半夏曲各一两，甘草、吴茱萸各一分，为细末，炼蜜丸如梧子大，每服三十丸。方中以干姜、白术、吴茱萸、甘草温中健脾，降逆止呕，半夏曲、前胡、橘红、枳壳化痰理气，葛根醒脾和胃，消毒解酒。若酒癖停饮，症见腹中漉漉有声、胁痛、食少、吐酸苦水，许叔微用苍术丸燥湿健脾。方以苍术一斤，生油麻半两，大枣十五枚，为丸如梧子大，每日空腹盐汤调服五十丸，增至一百丸，二百丸。方中重用苍术燥湿健脾，盖苍术专入脾，甘苦辛烈，气温无毒，升阳散邪，发汗除湿。佐以生油麻、大枣健脾滋润，以防苍术辛散苦燥太过。

6. 积聚痰饮生虫

若积聚停饮，痰水生虫，久则成反胃，及变为胃痛，许叔微治用芫花丸涤饮杀虫。方用芫花一两，干漆、狼牙根、桔梗、藜芦、槟榔各半两，巴豆10个，醋糊为丸，如赤豆大，每服二三丸，加至五七丸，食前姜汤调服。方中狼牙根，为仙鹤草根，与干漆合用，有杀虫消瘕作用；芫花、巴豆、藜芦均为涤痰逐饮之峻品，佐以桔梗、槟榔理气，再用醋糊为丸以缓峻药之性。许叔微谓"此方常服，化痰、消坚、杀虫"，也可治"酒癖"。

（十五）血证

凡血液不循常道，或上溢于口鼻诸窍，或下泄于前后二阴，或渗出于肌肤所形成的疾患，统称为血证。血证的范围相当广泛，凡以出血为主要表现的病证，均属于本证的范围，常见的有鼻衄、齿衄、咳血、吐血、便血、尿血等。作为宋代临床大家，许叔微在临证实践中，也非常重视血证的治疗，其在《普济本事方》卷五中，详细阐述了便血、衄血、咳血等的病因病机及其临床证治。

1. 便血

便血一证，许叔微认为应当注意分辨其类型。其云："大抵此疾品类不同，对病则易愈。如下清血色鲜者，肠风也。血浊而色黯者，脏毒也。肛门射如血线者，虫痔也。亦有一种下部虚，阳气不升，血随气而降者……妇人则半产漏下，男子则亡血失精，此下部虚而下血者也。若得革脉，却宜服温补药；虫痔宜熏，《千金》用蝟皮艾者佳。"即根据其血色之清浊、下血之动态等将便血分为肠风、脏毒、虫痔、下虚四类，治疗上，前三者属实当清，后者属虚当补。

（1）肠风泻血不止

许叔微认为，"下清血色鲜者，肠风也"，治疗用玉屑丸，清化湿热以止血。方用槐根白皮、苦楝根白皮各三两，椿根白皮四两，南星、半夏各半两，威灵仙一两，寒食面三两，为丸如桐子大，每用三十丸，煎服。方中以椿根皮、苦楝皮、槐根皮、威灵仙除湿祛风，南星、半夏化痰散结，寒食面（即小麦寒食日纸装盛悬风处）具有清热解毒之功。诸药相合，苦辛并用，可达清热燥湿，祛风化痰之功，故《本事方释义》说："以味苦者坚其阴，以味辛者通其阳，则阴阳既得和平。"

（2）脏毒

许叔微认为，"血浊而色黯者，脏毒也"，治疗用蒜连丸，清热解毒以止血。方用黄连研末，独头蒜一个，煨香烂熟，研匀，入臼治，为丸如梧子大，每服三四十丸，陈米饮下。方中黄连、独头蒜均为清热解毒之品，故许叔微云此药治疗脏毒神妙。

（3）肠风脏毒

若风热与湿热毒邪壅遏肠道，损伤脉络，血渗外溢而致便血，血色或鲜红或晦暗，许叔微治用槐花散止血调气。方用槐花、柏叶、荆芥、枳壳各等分，为末，每用二钱，米饮调服。方中用槐花苦寒入大肠经，专泻热清肠，凉血止血，为君药。侧柏叶苦涩性寒，清热凉血，燥湿收敛，助槐花凉血止血之功。荆芥穗炒黑，疏大肠之风并入血分而止血，共为臣药。枳壳下气宽肠，使大肠风热下行，为佐药。诸药合用，既能凉血止血，又能宽肠疏风下行。用米汤调服可养脾胃生津，使凉血清肠不伤脾胃。对脾毒肠风，许叔微认为是由于"营卫虚弱，风气进袭，因热乘之，便血气流散，积热壅遏，血渗肠间，故大便下血"，治用椿皮丸燥湿健脾，涩肠止血。方用臭椿白皮四两，苍术、枳壳各二两，上为细末，醋糊丸如梧子大，每服三四十丸，空心食前米饮下。方中臭椿白皮除热燥湿，涩肠止血，苍术燥湿健脾，祛风散寒，枳壳理气宽中，行痰消积。

（4）虫痔

虫痔，即肛门痔而兼有蛲虫感染者，《备急千金要方·卷十八》云："蛲虫居胴肠之间，多则为痔。"许叔微云："虫痔宜熏，《千金》用猬皮艾者佳。"故治疗虫痔便血，许叔微用《千金》熏虫痔方，杀虫止血。方用猬皮如三指大，熏黄如枣大，熟艾如鸡子大，上三味，穿地作孔调和取，以熏肛门。熏黄烟出为佳，火气消尽即停，停三日将息，更熏之。一般熏三次即愈。同时许叔微告诫"勿犯风冷，羹臛将补，忌猪鸡等"。

（5）肠痔

对肠痔便血，许叔微治用鳖甲丸软坚散结。方用鳖甲、猬皮、穿山甲、白矾、附子、猪牙皂角各半两，麝香一分，上细末，研匀，蒸饼丸如梧子大，每服二十丸，食前米饮下。方中用鳖甲、穿山甲软坚散结，猬皮凉血解毒，白矾祛风止血，猪牙皂角、麝香通窍止痛，附子祛风散寒。或用槐花、白矾各一两，附子半两，上细末，蒸饼丸如梧子大，每服二十丸，食前米饮下。对肠痔在腹内有鼠奶下血者，许叔微用白臭芜荑、贯众、狼牙根椿、槐、猬皮各一分，雄黄半两，白鳝头1个，上细末，腊月猪脂和丸，每丸弹子大，绵裹纳下部，一日换三次。对肠痔有鼠乳结核作渴疼痛，许叔微用皂角、黄芪、荆芥穗、木香、露蜂房、猬皮、鳖甲、槐子、桔梗、穿山甲、芍药各一两，大黄半两，上细末，炼蜜丸如梧子大，每服二三十丸，温汤下，食前日三服，未知，加至五十丸。对远年肠风痔漏，许叔微用黄芪丸，温脾坚阴以止血。方用黄芪、枳壳、威灵仙各二两，川断、槐角子、北矾、当归、干姜、附子、生地黄、连翘各半两，蜜丸如梧子大，每用三十丸，米饮调服。方中以黄芪、当归补血，川断、干姜、附子补肾温脾，生地黄、槐角、明矾凉血止血，枳壳调气，威灵仙祛除风湿，连翘苦以坚阴。此方还可治远血、崩漏等失血属阳虚者。方中除用益气温中坚阴之药外，还妙在加入连翘一味反佐，与《金匮要略》黄土汤有异曲同功之效。

2. 衄血

衄血是指鼻、齿龈、耳、舌及皮肤等不因外伤而出血的病症，其中最常见的为鼻衄。鼻衄多由火热迫血妄行所致，其中尤以肺热、胃热、肝火为常见。许叔微治鼻衄，也多从清热凉血入手，或内服药物，或外用搐鼻。

（1）内服药物

治疗阳热偏胜的衄血，许叔微用茜梅丸或用三黄散内服治疗。茜梅丸用茜草根、艾叶各一两，乌梅肉半两，方中用茜草根凉血止血、活血散瘀，艾叶温经止血，乌梅肉收敛止血，三药合用，寒热并施，收散并用，既防寒凉收涩太过而留瘀，又可加强止血之效，故对阳热亢盛所致之衄血无时效果良好。三黄散药用大黄一两，黄连、黄芩各半两，上细末，每服二钱，新水或蜜水调下。方中三者均为苦降之品，既能使上炎之火下泄，又具清热泻火、止血之功，故用于阳热亢盛所致之鼻衄亦有良效。

（2）外用搐鼻

对于鼻衄的治疗，除了内服药物之外，许叔微还强调外用药物搐鼻，一是用具有清热凉血解毒作用的山栀子散，以山栀子不拘多少，烧存性，末之，搐入鼻中，立愈。一是用具有止血消肿之功效的香墨浓研，点入鼻中，治鼻衄过多，昏冒欲死。

3. 咳血

肺为娇脏，喜润恶燥，喜清恶浊，不耐寒热，故邪气犯肺，或肺之气血阴阳失调，使肺失清肃则为咳嗽，损伤肺络，血溢脉外，则为咳血。对于咳血，许叔微也强调根据其临床表现辨证施治。

（1）阴虚肺热

对于阴虚肺热所致之咳嗽咳血，或痰中带血，许叔微用天门冬丸，养阴润肺，止嗽宁血。方用天冬一两，甘草、杏仁、贝母、茯苓、阿胶各半两，蜜丸如弹子大，每次含化一丸，一昼夜可用十丸，不拘时候。方中以天冬、阿胶滋阴润肺止血，杏仁、贝母、茯苓、甘草肃肺化痰止咳。

（2）气阴两虚

若咳嗽咯血日久，渐积成劳，导致气阴两虚，临床兼见眼睛疼，四肢倦怠，脚无力，许叔微治用黄芪散，补气养阴。方用黄芪、麦冬、熟地黄、桔梗各半两，甘草一分，白芍半两，为末，每用四钱，生姜三片，煎服。方中以黄芪、甘草补气，麦冬、熟地黄、白芍滋阴养血，桔梗、生姜开肺。

（3）劳瘵咳血

若劳瘵吐血损肺，导致咳血妄行不止，许叔微治用神传剪草膏，急救止血。方用剪刀草一斤，洗净为末，入生蜜一斤，和为膏，以器盛之，不得犯铁，九蒸九曝，日一蒸曝，用匙抄药和粥服，每服 4 匙，良久，用稀粟米饮压之。剪刀草疏风清热凉血，具有良好的止血功效。同时，许叔微指出药须冷服，粥饮亦不可太热，以防助热迫血妄行。此方对久病肺络损伤咯血或寻常咳嗽咯血均效果良好，故许叔微指出："如久病肺损咯血，只一服愈，寻常咳嗽血妄行，每服一匙可也。"

（4）久嗽咯血成肺痿

对久嗽咯血导致肺痿，临床兼见吐白涎，胸隔满闷不食者，许叔微治用白扁豆散，培土生金止血。方用白扁豆、生姜各半两，枇杷叶、半夏、人参、白术各一分，白茅根三分，槟榔一分，为散煎服，分四次服，不拘时候。方中以人参、白术、扁豆健脾益气，培土生金，枇杷叶、半夏、槟榔、生姜肃肺祛痰下气，白茅根凉血止血。诸药合用，既培土生金治其本，又化痰止血治其标。

（十六）妇科病

许叔微在《普济本事方》卷十中，列妇人诸疾专篇论述妇人月经病、妊娠病、产后病、杂病、时病等的治疗，为后世妇科学的发展奠定了重要的基础。

1. 月经病

月经病是指月经的周期、经期、经量、经色、经质发生异常改变，或以伴随月经周期所出现的症状为特征的一类疾病。常见的有月经先期，月经后期，月经先后无定期，经间期出血，经期延长，月经过多，月经过少，痛经，闭经，崩漏，经行乳房胀痛，经行浮肿，经行头痛，经行身痛，经行吐衄，经行情志异常，经行发热，经行眩晕，经行泄泻，经行风疹块，经行口糜，绝经前后诸证等。对于各种月经病的诊治，许叔微都积累了丰富的经验。

（1）月经先后无定期

月经不按周期来潮，时或提前时或延后七天以上者，称为"月经先后无定期"，多由于气血失调，冲任功能紊乱，导致血海蓄意失常所致。许叔微认为，量多量少，经前经后，关键要要分清阴阳寒热。其云："妇人病多是月经乍多乍少，或前或后，时发疼痛。医者一例呼为经病，不曾说得是阴胜阳、是阳胜阴，所以服药少得有效。盖阴气乘阳，则胞寒气冷，血不运行，《经》所谓'天寒地冻，水凝成冰'，故令乍少，而在月后。若阳气乘阴，则血流散溢，《经》所谓'天暑地热，经水沸溢'，故令乍多，而在月前。当和其阴阳，调其血气，使不相乘，以平为福。"认为月经量少、后期，属阴胜阳，多寒故也；月经量多、先期，属阳胜阴，多热所致，治疗上前者当温，后者当清。同时，许叔微创用紫石英丸进行调经，方用紫石英、禹余粮、人参、龙骨、川乌、桂心、杜仲、桑寄生、五味子、远志、泽泻、当归、石斛、苁蓉、干姜各一两，川椒、牡蛎、甘草各半两，蜜丸如桐子大，每用三十丸至五十丸，米饮调服。方中以人参、石斛养阴，杜仲、寄生、苁蓉、当归补肾，紫石英、远志镇心，桂心、干姜、川椒、川乌温阳，禹余粮、龙骨、牡蛎、五味子固涩，泽泻利水泄热，甘草和中，诸药合用，阴阳双调，共凑滋阴温阳、固涩调经之功。故《本事方释义》评价说："大凡用药务使经络脏腑阴阳气血，各得其平，一有偏胜，则诸病蜂起……此方不使其阴阳相乘，气血偏颇也。"

（2）痛经

痛经是指妇女正值经期或行经前后，出现局限性小腹疼痛，或痛引腰骶，甚则剧痛昏厥者。多由于情志所伤，起居不慎，或六淫为害，导致气血运行不畅，不通则痛，或冲任胞宫失于濡养，不荣则痛所致。对于妇人室女月候不通、疼痛，或成血瘕之症，许叔微治用通经丸，温经散寒，祛瘀止痛。方以桂心、青皮、炮大黄、干姜、川椒、莪术、川乌、干漆、当归、桃仁各等分，醋熬膏，为丸如桐子大，每服二十丸，用淡醋汤送下，加至三十丸。方中以大黄、莪术、桃仁、当归、干漆逐瘀止痛，川乌、桂心、川椒、干姜温经散寒，青皮理气止痛。许叔微用此方治疗妇人疾不可胜数，并指出："寻常气血凝滞疼痛，数服便效。"

对于妇人月经壅滞，每发心腹脐疼痛不可忍，及产后恶露不快，血上抢心，迷闷不省，气绝欲死，许叔微治用琥珀散，清经祛瘀止痛。方用三棱、莪术、赤芍、刘寄奴、牡丹皮、官桂、熟地黄、菊花、蒲黄、当归各一两，乌豆一斤，生姜半斤，米醋四升煮焙为末，每用二钱，温酒调服。方中以三棱、莪术、刘寄奴、赤芍、当归、牡丹皮、蒲黄理气祛瘀，熟地黄、乌豆、菊花滋阴潜阳，官桂、生姜助祛瘀药温通。对于此方，许叔微还补充说："一方不用菊花、蒲黄，用乌药、延胡索，亦佳。此予家之秘方也。若是寻常血气痛，只一服。产后血冲心，二服便下。常服尤佳，予前后救人，急切不少。"

（3）经期延长

月经周期基本正常，而行经时间超过七天以上，甚至淋漓半月方净者，称为经期延长。多由于气虚冲任失约，或热扰冲任，血海不宁；或外邪客于胞内，瘀血阻滞冲任，新血不得归经所致。对于妇人月经不调，每行数日不止，兼有白带，渐渐瘦悴，饮食少味，累年无子者，许叔微治用地黄丸。方用熟地黄一两一分，山茱萸、白芜荑、白芍、代赭石各一两，干姜、厚朴、白僵蚕各三分，上为细末，炼蜜丸如桐子大，每服四五十丸，空心酒下，日三服。方中用熟地黄、山茱萸、白芍滋养 肝肾之阴，白芜荑、白僵蚕化痰散结，代赭石凉血止血，配以干姜、厚朴温中理气，诸药共用，攻补兼施，寒热并用，调经止带。

128

（4）妇人血瘕

血瘕是因瘀血聚积所生的有形肿块。若妇人血瘕血积，经候不通，许叔微治用桃仁煎。方用桃仁、大黄、朴硝各一两，虻虫半两，醋煎为丸，如桐子大，每用五丸，酒调服。本方有攻消瘀积之功，方中桃仁、虻虫破血化瘀，大黄、朴硝攻逐积滞。

若妇人营卫不通，经脉不调，腹中撮痛，气多血少，结聚为瘕，产后中风，许叔微治用交加散。方用以生地黄汁五两，生姜汁五两，炒干为末，每用三钱，酒调服。本方苦辛以温中补虚，通络止痛。

（5）崩漏

崩漏是指经血非时而下，暴下如注或漏下淋漓，前者称崩中或经崩，后者称漏下或经漏，二者常交替出现，统称为崩漏。对妇人崩中下血，许叔微治用崩中下血方，方以黄芩为末，每用一钱，酒调服。此方治"阳乘阴，前所谓天暑地热，经水沸溢者"，有清热凉血止崩之效。对妇人下血不止，或成五色崩漏，许叔微治用五色崩漏方，方用香附，略炒为末，每用二钱，调服。此方治下血不止，或成五色崩漏，亦治产后腹痛，有"资血调气"之功。故许叔微自称此方"是妇人仙药，常服和血调气。"

（6）绝经期经气不调

若妇人天癸已过期，经脉不匀，或三四月不行，或一月再至，腰腹疼痛，许叔微引用《素问》阐述其机理，认为"女子七七数尽而经脉不依时者，血有余也，不可止之，但令得依时不腰痛为善"，故许叔微治用当归散活血通脉。药用当归、川芎、白芍、黄芩各一两，白术半两，山茱萸一两半，上细末，每服二钱，酒调下，空心食前，日三服。如冷，去黄芩加桂一两。

2. 妊娠病

（1）妊娠养胎

对于妇女妊娠病，许叔微强调要"抑阳助阴"，其引用《素问》"阴搏阳别，谓之有子"进行论述。其云："盖关前为阳，关后为阴。尺中之脉，按之搏手而不绝者，妊子也。妇人平居阳气微盛无害，及其妊子，则方闭经隧以养胎。若阳盛搏之，则经脉妄行，胎乃不固。《素问》所谓阴虚阳搏，谓之崩也。抑阳助阴之方甚多，然胎前药惟恶群队，若阴阳交杂，别生他病。"此强调妇人妊娠，阴血聚以养胎，人体阴血不足，若阳气偏盛，逼迫血脉妄行，可致胞宫出血而胎气不固。治疗应抑阳而助阴，许叔微用枳壳散抑阳，四物汤助阴。四物汤安胎止痛，补虚益血，主治妇人荣卫气虚，夹风冷，胸胁膨胀，腹中撮痛，经水愆期，或多或少，崩伤漏下，腰腿痛重，面色青黄，嗜卧无力。枳壳散方用枳壳辛行苦降，宽中除胀，佐以甘草益气养胎。两药合用养胎益气。故许叔微云："凡怀孕六七月以上即服，令儿易生。初生胎小微黑，百日以后，肉渐变白。此虽孙真人滑胎易产方，然抑阳降气，为众方之冠。"但许叔微又进一步强调："枳壳散差寒，若单服之，恐有胎寒腹痛之疾，当以内补丸佐之。"内补丸药用熟地黄滋阴养血，当归补血养肝，和血调经，共凑补血安胎之功，与枳壳散相配，一抑阳，一助阴，故许叔微云："阳不至强，阴不至弱，阴阳调匀，有益胎嗣，此前人未尝论及也。"许叔微提出的"妇人妊娠，惟在抑阳助阴"的论点，是他反复实践的经验总结，这对后世医家有很大的指导意义。

若妊娠时气身大热，为令子不落，可外用护胎方。一是用伏龙肝为末，水调涂脐下二寸，干则易，差即止；或取井中泥涂心下，干则易。二是用浮萍、川朴硝、蛤粉、大黄、板蓝根各一两，为末，水调封脐上。前者外用伏龙肝或井中泥辟除时疫，安胎。后方用诸药安胎解烦热。

（2）妊娠伤食

若妊子饮食不节，生冷毒物，恣性食啖，必致脾胃之疾。对妇人有孕伤食，许叔微治用木香丸。方用木香二钱、前胡半两、人参、白茯苓各三钱，上为细末，面糊丸如绿豆大，每服三十丸熟水下。方中用木香理气调中，燥湿化痰，前胡消痰下气，开胃化食安胎，人参、茯苓益气健脾燥湿，诸药合用，健脾开胃，燥湿化痰。对妊娠气不和调，饮食所伤，许叔微治用白术散。药用白术、干紫苏各一两，白芷三分，人参三分，川芎、诃子皮、青皮各半两，甘草一分，上为细末，每服二钱，水一盏，姜三片，煎七分，不拘时候温服。方中用白术、人参益气健脾，紫苏、白芷芳香醒脾，配以青皮理气宽中，解表散寒。

（3）妊娠难产

对妊娠胎气不和，怀胎近上，胀满疼痛之子悬，及临产惊恐，气连结日不产，许叔微用紫苏饮治疗。方用大腹皮、人参、川芎、陈皮、白芍各半两，当归三钱，紫苏茎叶一两，甘草一钱。上药细锉，分作三服，每服用水一盏半，生姜四片，葱白七寸，煎至七分，去渣空心服。方中用紫苏、大腹皮、陈皮宽中下气，川芎、白芍、当归养血柔肝，人参、甘草益气扶脾。诸药共用，重在养血柔肝，调和肝脾，以达气顺胎下之目的。

（4）胎死不下

若妊娠胎死腹中，又需及时下胎。许叔微以赵和叔传下死胎方，方用桂末二钱，麝香当门子一个同研，暖酒服，须臾如手推下。此药效果良好，且不损血气。若妊娠热病，胎死腹中，许叔微治用鹿屑汤，益肾行血，温通血脉，促进胞衣下行。方用鹿角屑一两，水一碗，葱白五茎，豆豉半合，同煎至六分，去滓，温，分二服。对妇人生产数日不下，及胞衣死胎不下者，许叔微还用蓖麻子七粒去壳，研如泥，涂足心，才下便急洗去，而且云此外用方常用极验。

3. 产后病

（1）产后血上抢心

若产后恶露不快，血上抢心，症见妇人月经壅滞，每发心腹脐疼痛不可忍，及产后恶露不快，血上抢心，迷闷不省，气绝欲死，治用琥珀散，清经祛瘀止痛。方用三棱、莪术、赤芍、刘寄奴、牡丹皮、官桂、熟地黄、菊花、蒲黄、当归各一两，乌豆一斤，生姜半斤，米醋四升煮焙为末，每用二钱，温酒调服。方中以三棱、莪术、刘寄奴、赤芍、当归、牡丹皮、蒲黄理气祛瘀，熟地黄、乌豆、菊花滋阴潜阳，官桂、生姜助祛瘀药温通。此方许叔微说："一方不用菊花、蒲黄，用乌药、延胡索，亦佳。此予家之秘方也。若是寻常血气痛，只一服。产后血冲心，二服便下。常服尤佳，予前后救人，急切不少。"

（2）产后中风

许叔微认为，产后妇人体虚，一般产室但无风为佳，不可衣被、帐褥太暖，太暖即汗出，汗出则腠理开，易于中风，便致昏冒。对产后中风口噤，牙关紧急，手足瘛疭，许叔微治用愈风散，疏风散寒，方用荆芥穗一两，为细末，每服二钱，温酒调下。或佐以交加散，温中补虚通络。

（3）产后晕厥

若妇人产后晕厥，败血冲心，昏闷不省人事，许叔微治用半夏散，化痰开窍。方用半夏末，如豆大许，以竹管吹入鼻中立醒。

（4）产后出血

若产后出血太多，虚烦发渴，许叔微治用蒲黄散，凉血止血。方用蒲黄末二钱，米饮调下，渴燥甚，新汲水下。

（5）产后大便难

妇人产后，若郁冒则多汗，多汗则大便秘，往往难于用药。许叔微指出，唯麻子苏子粥，最佳且稳。药用紫苏子、大麻子二味各半合，净洗研极细，用水再研，取汁一盏，分二次煮粥啜之。二药合用，解表散风，润肠通便，再佐以粥，养胃健中，故许叔微云："此粥不唯产后可服，大抵老人、诸虚人风秘，皆得力。"

132

4. 妇人杂病

（1）妇人头风

妇人患头风病，每发掉眩，如在舟车上，此因血虚肝有风邪侵袭所致，许叔微治用芎羌散（《普济本事方·卷十》），养血祛风。方用川芎一两，当归三分，羌活、旋覆花、细辛、蔓荆子、石膏、藁本、荆芥、半夏曲、防风、熟地黄、甘草各半两，为末，每用二钱、生姜五片，煎服。方中以川芎、当归、熟地黄养血，羌活、细辛、荆芥、藁本、蔓荆子祛风，旋覆花、半夏曲化痰，石膏清解郁热。《本事方释义》说："此方风药居多，辛温辛凉之味恐其升腾太过，故以地黄之甘苦微寒、甘草之甘平和缓以调之，则经络不致受伤，而肝家之风邪自熄。"

（2）妇人脏躁

妇人无故悲泣，或哭笑无常，频频呵欠，称为脏躁。脏躁的病名，最早见于《金匮要略，妇人杂病脉证并治篇》："妇人脏躁，喜悲伤欲哭，象如神灵所作，数欠伸者，甘麦大枣汤。"许叔微遵从古人经旨，亦用此方治疗妇人数欠伸，无故悲泣不止之脏躁，获得良效。

（3）妇人淋证

对妇人淋证，许叔微治用妇人诸般淋方，药用苦杖根（俗称杜牛膝），多取净洗，碎之，以一合用水五盏，煎一盏，去滓，用麝香乳香少许，研调下。方中用苦杖根配以少许麝香乳香活血祛痰，泻火解毒，利尿通淋，故对妇人诸淋效果颇佳。

5. 妇人时病

对妇人时病，许叔微主要论述了妇人伤寒的治疗，其将妇人伤寒分为热入血室和血结胸两种进行论述。

（1）伤寒热入血室

对妇人室女伤寒发热，或发寒热，经水适来或适断，症见昼则明了，夜则谵语，如见鬼状，或产后恶露方来，忽尔断绝，许叔微治用小柴胡加地黄汤（《普济本事方·卷八》），清热凉血。其方用柴胡一两，人参、半夏、黄芩、甘草、生地黄各半两，为末，每用半两、生姜五片、大枣两个，煎服。治疗"热入血室"，仲景用小柴胡汤，许叔微则以小柴胡汤和解清热，再加生地黄凉血，加强清热作用，使气血两清。

（2）伤寒血结胸膈

对妇人伤寒，遇经水适来适断，邪气乘虚而入血室，血结胸膈，症见胸膈痛不可抚近，谵语者，许叔微用针刺期门穴，或用海蛤散（《普济本事方·卷八》），软坚散结。方中用海蛤、滑石、甘草各一两，芒硝半两，为末，每服二钱，鸡子清调下。方中用海蛤、芒硝软坚散结，滑石、芒硝清热利湿，通利二便，甘草调和，诸药共用，既软坚散结，又清利肠道，正如许叔微所云："小肠通利，则胸膈血散；膻中血聚，则小肠壅。小肠壅则膻中血不流行，宜此方。"以通利二便，促进胸中气血流通。同时还进一步指出，如果伴有小便血数行，则用桂枝红花汤（桂枝汤中加红花一捻）发汗活血治疗。

综上所述，许叔微临证非常重视妇科疾病，从多角度阐述妇人月经病、妊娠病、产后病、杂病、时病等的治疗，为后世妇科学的发展奠定了重要的临床基础。

（十七）儿科病

许叔微在《普济本事方》卷十中，列小儿病专篇论述儿科病脉诊、指纹诊的辨别要点以及儿科常见病食积、呕吐、惊风等的治疗，对后世儿科学的发展有一定的影响。

1. 强调小儿脉诊

许叔微指出，由于小儿寸口部短，不容三指定寸关尺，所以小儿脉诊"当以大指按三部"。还指出："一息六七至为平和，十至为发热，五至为内寒。脉紧为风痫，沉缓为伤食，促急为虚惊，弦急为气不和，沉细为冷，浮为风，大小不匀为恶候、为鬼祟，浮大数为风为热，伏结为物聚，单细为疳劳。腹痛多喘呕而脉洪者，为有虫。沉而迟潮热者，胃寒也，温之则愈。"此言从小儿脉象的至数、脉位、脉形、脉势等，诊断小儿病情。同时，为了便于记忆，还以歌诀的形式指出："小儿脉紧风痫候，沉缓食伤多吐呕，弦急因知气不和，急促虚惊神不守，冷则沉细风则浮，牢实大便应秘久，腹痛之候紧而弦，脉乱不治安可救，变蒸之时脉必乱，不治自然无过缪，单细疳劳洪有虫，大小不匀为恶候，脉沉而迟有潮热，此必胃寒来内寇，泻利脉大不可医，仔细酌量宜审究。"

2. 重视小儿指纹诊

许叔微对小儿不仅重视脉象，而且还重视指纹。认为婴儿脉部短小，诊脉时又常哭闹躁动，影响脉诊的准确性，此时应根据小儿虎口指纹络脉的变化诊病。其在"虎口色歌"中曰："紫风红伤寒，青惊白色疳，黑时因中恶，黄即困脾端。"这是医学史上较早的有关小儿指纹的记载。同时，许叔微还强调，观察小儿虎口指纹颜色变化应与小儿冷热互参，并把小儿冷热症编成口诀曰："鼻冷定知是疮疹，耳冷应知风热证，通身皆热是伤寒，上热下冷伤食病。"这种色脉冷热互参的诊察方法，为后世儿科诊法奠定了基础。

3. 注重辨证用药

许叔微在临证实践中，还积累了大量治疗小儿病症的有效方剂，并将其记载在《普济本事方》中。同时，许叔微临证用药灵活，还非常重视辨别小儿寒热虚实用药。如治疗小儿呕吐，若小儿胃热不清，耗伤胃阴，以致胃失濡养，气失和降，而成呕吐，临床表现为呕吐，脉数有热，许叔微治用麦门冬散，养阴和胃。方用麦冬、半夏曲、人参、茯苓各三钱，炙甘草一分，为末，每用二钱，姜三片，煎服。方中以麦冬、人参、甘草滋养胃阴，半夏曲、茯苓、生姜和胃降逆。若小儿呕吐，脉迟细有寒，多是由于饮食不当或外感风寒，损伤脾胃阳气，中阳不振，水谷腐熟运化不及，逆于上而致，许叔微治用白术散，温中健脾，和胃降逆。方用白术、人参各二钱，半夏曲三钱，茯苓、干姜、炙甘草各一钱，为末，每用二钱，生姜3片，大枣1枚，煎服。方中以白术、人参、干姜、甘草、大枣温胃健脾，半夏曲、茯苓、生姜和胃降逆化痰。

又如，治疗小儿食积，口中气温，面黄白，多睡，大便黄赤臭，用消积丸。方用缩砂十二个，丁香九个，乌梅肉三个，巴豆一个，上为细末，面糊丸如黍米大，三岁以上五六丸，三岁以下二三丸，温水下，无时。此强调不同年龄用药量不同。同时许叔微还进一步强调，根据小儿胃内蓄冷蓄热的不同，服用丸药后的调理也应不同。其云："大凡小儿身温壮，非变蒸之候，大便白而酸臭，为胃有蓄冷，宜丸药消下，后服温胃药。若身温壮，大便赤而酸臭，为胃有蓄热，宜丸药消下，后服凉胃药，无不愈。"进一步体现出许叔微临证处方用药之精细。

总之，许叔微重视儿科脉诊、指纹色诊以及强调色脉冷热互参的诊断方法，对儿科疾病诊法的发展有重要影响。其论治儿科疾病，强调根据小儿年龄、寒热虚实等灵活施治的思想，至今仍有效地指导着临床实践。

二、医案选评

（一）外感时病医案

1. 伤寒喘息案

戊申正月，有一武弁在仪真，为张遇所虏，日夕置于舟艎板下，不胜跧伏。后数日得脱，因饱食解衣扪虱以自快，次日遂作伤寒。医者以因饱食伤而下之，一医以解衣中邪而汗之。杂治数日，渐觉昏困，上喘息高，医者怆惶，罔知所指。予诊之曰："太阳病下之，表未解，微喘者，桂枝加厚朴杏子汤（桂枝、芍药、甘草、厚朴、杏仁、生姜、大枣），此仲景法也。"医者争曰："某平生不曾用桂枝，况此药热，安可愈喘？"予曰："非汝所知也。"一投而喘定，再投而濈濈汗出，至晚身凉而脉已和矣。医者曰："予不知仲景之法，其神如此，岂诳后人也哉！人自寡学，无以发明耳"。（《伤寒九十论·桂枝加厚朴杏子汤证第三》）

按语： 外受风寒，内伤饮食，前医因"饱食伤"用攻下积滞，后医又因"解衣中邪"用发汗祛邪，致使患者喘息昏困。许叔微根据临证经验，判断出此时经过汗下，宿食已去，外邪亦微，唯肺气不降而已。证虽急凶，而病不甚重，乃用桂枝汤解表祛邪，加厚朴、杏仁降气定喘，二剂即愈。

2. 虚人伤寒案

乡人邱忠臣，寓毗陵荐福寺，病伤寒，予为诊视。其发热，头疼，烦渴，脉虽浮数无力，自尺以下不至（迟而弱）。予曰："虽麻黄证，而尺迟弱。"仲景云："尺中迟者，营气不足，血气微少，未可发汗。"予于建中汤加当归、黄芪（黄芪建中加当归汤：黄芪、当归、白芍、桂、甘草、生姜、大枣），令饮之。翌日病者不耐，其家晓夜督发汗药，其言至不逊。予以乡人隐忍之，但以建中调理而已。及六七日，尺脉方应，遂投以麻黄汤（麻黄、杏仁、桂枝、甘草）。啜第二服，狂言烦躁且闷，须臾稍定，已中汗矣，五日愈。（《伤寒九十论·麻黄汤证第四》）

按语： 麻黄汤为发汗峻剂，适用于太阳表实证，脉浮或浮紧或浮数，须"阴阳俱紧"，主症头项强痛而恶寒，其禁忌证如疮家、亡血家及淋家等皆因"荣气不足，血少故也"，所以仲景于第四十九条、五十条分别指出："脉浮数者，法当汗出而愈，若下之身重心悸者，不可发汗，当自汗出乃解，所以然者，尺中脉微，此里虚，须表里实，津依自和，便自汗出愈。""脉浮紧者，法当身疼痛，宜以汗解之，假令尺中迟者，不可发汗，何以知然，以营气不足，血少故也。"特别强调尺中迟者不可发汗，尺中脉微，不可发汗之明训。但如何治疗？仲景条文下未出方药，系是示后人以法，临床则应随证施治，不可拘泥。当此表实里虚之时，许叔微不逐治其表，先顾里虚。因其尺脉迟弱，先予黄芪建中加当归汤补益气血；待六七日后气血恢复，尺脉稍强，再予麻黄汤解散风寒。服药后狂言烦躁，是正与邪争之兆，尔后汗出病愈，幸赖建中汤扶正之功。许叔微自按："医者亦须顾其表里虚实，待其时日；若不循次第，暂时得安，亏损五脏，以促寿限，何足贵也。"许叔微这一治例，理法方药，稳妥贴切，有条不紊，效如桴鼓，充分地体现了仲景意旨，并开后世以补养兼发散治疗伤寒里虚表实证的法门。如神术汤、白术汤、九味羌活散、补中益气汤、加减葳蕤汤、再造散、大温中饮、玉屏风散等，这些方剂散中寓补，补中寓散，有滋阴解表，有养血解表，有助阳解表，有益气解表，丰富了虚人外感的治疗手段。

3. 阳明可下案

一武弁李姓，在宣化作警，伤寒五六日矣，镇无医，抵郡召予。予诊视之曰："脉洪大而长，大便不通，身热无汗，此阳明证也，须下。"病家曰："病者年逾七十，恐不可下。"予曰："热邪毒气并蓄于阳明，况阳明经络多血少气，不问老壮，当下，不尔别请医占。"主病者曰："审可下，一听所治。"予以大承气汤，半日，殊未知。诊其病，察其证，宛然在。予曰："药曾尽否？"主者曰："恐气弱不禁，但服其半耳。"予曰："再作一服，亲视饮之。"不半时，索溺器，先下燥粪十数枚，次溏泄一行，秽不可近，未离，已中汗矣，濈然周身。一时顷汗止身凉，诸苦遂除。次日予自镇归，病人索补剂。予曰："服大承气汤得差，不宜服补剂，补则热仍复，自此但食粥，旬日可也。"故予治此疾，终身止大承气，一服而愈，未有若此之捷。

论曰：老壮者形气也，寒热者病邪也，脏有热毒，虽衰年亦可下；脏有寒邪，虽壮年亦可温，要之与病相当耳。失此，是致速毙也。谨之！

（《伤寒九十论·阳明可下证第六》）

按语：本案例病人为七旬老人患阳明腑实证，出现脉洪大而长，大便不通，身热无汗等症状，老者体弱，能否攻下？下后如何调养？都成为解决本案的难题，此在《伤寒论》中无一字论及，但许叔微善读活用仲景书，临证注重通变，因人制宜，提出"脏有热毒，虽衰年亦可下；脏有寒邪，虽壮年亦可温，要之与病相当耳"，"大承气汤得差，不宜服补剂，补则热仍复，自此但食粥。"认为老年体弱，壮年质强，治疗要"因人制宜"，但这只是一般的原则，对每一具体病证治疗，临证又须通变，以辨证为准绳，药证相对，方不致误，弥补了《伤寒论》未述之言，圆满解决了上述难题。

4. 阳明蜜兑案

庚戌仲春，艾道先染伤寒，近旬日，热而自汗，大便不通，小便如常，神昏多睡。诊其脉，长大而虚。予曰："阳明证也。"乃兄景先曰："舍弟全似李大夫证，又属阳明，莫可行承气否？"予曰："虽为阳明，此证不可下，仲景阳明自汗，小便利者，为津液内竭，虽坚不可攻，宜蜜兑导之。"作三剂，三易之，先下燥粪，次泄溏，已而汗解。

论曰：二阳明证虽相似，然自汗小便利者，不可荡涤五脏，为无津液也，然则伤寒大证相似，脉与证稍异，通变为要，仔细斟酌，正如以格局看命，虽年月日时皆同，贵贱穷通不相侔者，于一时之顷，又有浅深也。

（《伤寒九十论·阳明蜜兑证第七》）

按语：本案伤寒发热近十天，自汗出，大便不通，神昏多睡，小便如常，脉长大而虚，许叔微仔细辨其脉证，认为其为阳明证，但不可行大承气汤，因为此与大承气汤证"脉与证稍异"：此脉虽大但虚，非大承气汤证的脉实，神昏而多睡，非大承气汤证的神昏谵语，全身汗出而非大承气汤证的手足微汗出，加之小便自利，断为"津液内竭，虽坚不可攻，宜蜜兑导之"，最终下燥屎，汗解而愈。许叔微详察脉证，能于细微处甄别判断，非熟读仲景书并深谙其旨之人，无以为辨也。

5.下厥上竭案

一妇人得伤寒数日，咽干，烦渴，脉弦细。医者汗之，其始衄血，继而脐中出血，医者惊骇而遁。予曰："少阴强汗之所致也"。盖少阴不当发汗，仲景云："少阴强发汗，必动其血，未知从何道而出，或从口鼻，或从耳目，是为下厥上竭，此为难治"。仲景云无治法，无药方。予投以姜附汤（干姜附子汤：干姜、附子）数服，血止，后得微汗愈。（《伤寒九十论·脐中出血证第九》）

按语： 本例伤寒，表现为咽干，烦渴，脉弦细，为病入少阴，外无表证，不应用汗法。医者不识其证，误用汗法，强发其汗，导致阳亡于下、阴涸于上的危候。阳亡于下，厥从下起，故称"下厥"。阴涸于上，血从上出，故称"上竭"。这种下厥上竭的危候，仲景认为难治，未出治法方药。许叔微从少阴之本治疗，用姜附汤救下亡之阳，使阳回阴血亦自止，其病得愈，并补仲景治法之缺如。

6.阴中伏阳案

乡人李信道，权狱官。得病，六脉俱沉不见，深按至骨，则弦细有力，头疼，身温，烦躁，手指末皆冷，中满，恶心。更两医矣，而医者不晓，但供调药。予往视之，曰："此阴中伏阳也，仲景方无此证，而世人患者多。若用热药以助之，则阴邪隔绝，不能引导其阳，反生客热；用寒药，则所伏真火，愈见销铄。须是用破阴丹，行气导水夺真火之药，使火升水降，然后得汗而解。"予令以冷盐汤下破阴丹三百丸，作一服，不半时烦躁狂热，手足渐温，谵语躁扰，其家甚惊。予曰："汗证也，须臾稍宁。"略睡，漐然汗出，自昏达旦方止，身凉而病除。（破阴丹方：硫黄、水银各一两，结沙子青皮半两，为末，面糊和丸桐子大，每服三十丸，冷盐汤送下，出《中藏经·方脉举要》。)(《伤寒九十论·阴中伏阳证第十》)

按语： 本例病人外见头疼，身温，手指末皆冷，中满，恶心，六脉俱沉的寒证之象，内见烦躁，脉深按至骨弦细有力的热象，许叔微认为此为阴中伏阳证，治疗"若用热药以助之，则阴邪隔绝，不能导引其阳，反生客热；用寒药，则所伏真火，愈见销铄。"于是许叔微用寒热并用的破阴丹，取水银之寒，硫黄之热，破散阴气，导达真火，使火升水降，然后得汗而解。服药时强调用冷盐水服，既引药入下焦，又防热服导致寒热格拒，加重呕吐。本案方法巧妙，但水银硫黄皆为有毒之品，一般不内服，临证用之应慎重。

7. 夜间不眠案

陈姓士人，初得病，身热，脉浮，自汗。医者麻黄汤汗之，发热愈甚，夜间不得眠，头重，烦闷，悸悸然，中风证强责汗之过也。仲景云："太阳病，发汗后，大汗出，胃中干燥，不得眠，其人欲得饮水者，少少与之，令胃气和则愈。"予先与猪苓汤，次投之以当归、地黄、麦门冬、芍药、乌梅之类为汤，饮之，不汗而愈。

论曰：《黄帝针经》曰："卫气者昼行阳，夜行阴。"卫气不得入于阴，常行于外，行于外则阳满，满则阳跷盛而不得入于阴，阴虚则夜不得眠也，今津液内竭，胃中干燥，独恶于阳，阴无所归，其候如此。故以当归、地黄补血，用乌梅以收之，故不汗自愈。(《伤寒九十论·夜间不眠证第十二》)

按语： 本案例是许叔微运用《内经》理论来指导临床诊治的验案。《内经》论不眠之因有三：其一，夜间卫气留于阳而不入于阴，如《灵枢·大惑论》云："卫气不得入于阴，常留于阳。留于阳则阳气满，阳气满则阳跷盛；不得入于阴则阴气虚，故目不得瞑矣。"其二，阴虚不受阳纳则不眠，如《灵枢·邪客》："行于阳则阳气盛，阳气盛则阳跷满，不得入于阴，阴虚，故目不瞑。"其三，胃不和，胃气上扰心神，如《素问·逆调论》云："胃不和则卧不安。"本例伤寒患者，身热，脉浮，自汗，医者用麻黄汤强发汗，导致发热愈甚，夜间不得眠，头重，烦闷，心悸，此是由于发汗太过，劫伤阴液，津液内竭，胃中干燥，独恶于阳，阳不加于阴，阴无所归，故不眠。许叔微始用猪苓汤育阴清热，再投以当归、地黄、麦门冬、芍药等补血滋阴之品涵养阴津，使阴盛阳纳，故夜能眠矣。

8. 阳明急下案

乡里豪子得伤寒，身热，目痛，鼻干，不眠，大便不通，尺寸俱大，已数日矣，自昨夕汗大出。予曰："速以大柴胡下之。"众医骇然，曰："阳明自汗，津液已竭，当用蜜兑，何故用大柴胡药？"予曰："此仲景不传妙处，诸公安知之。"予力争，竟用大柴胡，两服而愈。

论曰：仲景论阳明云："阳明病，多汗者，急下之。"人多谓已自汗，若更下之，岂不表里俱处也？论少阴云："少阴病一二日，口干燥者，急下之。"人多谓病发于阴，得之日浅，但见干燥，若更下之，岂不阴气愈盛也？世人罕读，予以为不然，仲景称急下之者，亦犹急当救表，急当救里。凡称急者，急下之，有三处，才觉汗出多，未至津液干燥，速下之，则为径捷，免致用蜜兑也。盖用蜜兑，已是失下，出于不得已耳。若胸中识得了了，何疑殆之有哉？（《伤寒九十论·阳明急下证第十四》）

按语：《素问·热论》云："伤寒一日，巨阳受之，故头项痛，腰脊强；二日，阳明受之，阳明主肉，其脉夹鼻络于目，故身热，目疼而鼻干，不得卧也。"此例伤寒病人身热，目痛，鼻干，不眠，应属于外感邪气传入阳明经之阳明病。同时病人大便不通，尺寸俱大已有数日，则表明患者热结于里已有时日；热结则津伤，本当汗少，今突大汗出而不尽不止，为热邪内盛，迫阴于外，病情紧急。众医根据仲景论述，认为此为"阳明自汗，津液已竭，当用蜜兑。"许叔微则精研仲景妙处，认为"仲景称急下之者，亦犹急当救表，急当救里。凡称急者，急下之，有三处，才觉汗出多，未至津液干燥，速下之，则为径捷，免致用蜜兑也。盖用蜜兑，已是失下，出于不得已耳。若胸中识得了了，何疑殆之有哉？"因此根据仲景"阳明病，发热，汗多者，急下之，宜大柴胡汤"（《伤寒论·辨可下病并治第二十一》）之训，用大柴胡汤泄下腑实而病愈。

9. 热入血室案

辛亥二月，毗陵学官王仲景妹，始伤寒，七八日，昏塞，喉中涎响如锯，目瞑不知人，病势极矣。予诊之，询其未昏塞以前证，母在侧曰："初病四五日，夜间谵语，如见鬼状。"予曰："得病之初，正值经候来否？"答曰："经水方来，因身热病作而自止。"予曰："此热入血室也。"仲景云："妇人中风发热，经水适来，昼日明了，夜则谵语，发作有时，此为热入血室。"医者不晓，例以热药补之，遂致胸膈不利，三焦不通，涎潮上脘，喘急息高。予曰："病热极矣，先当化其涎，后当除其热，无汗而自解矣。"予急以一呷散（南星，浸洗，焙干为细末，每服大人用一钱，并生姜薄荷汤调服）投之。两时间，涎定得睡，是日遂省人事。自次日以小柴胡汤加生地黄（柴胡、人参、半夏、黄芩、甘草、生地黄、生姜、大枣），三投热除，无汗而解。（《伤寒九十论·热入血室第十六》）

按语：伤寒热入血室证是指妇女在经期感受外邪，邪热乘虚侵入血室，与血相搏所出现的病证，临床表现为下腹部或胸胁下满或硬痛，寒热往来，白天神志清醒，夜晚则胡言乱语，神志异常。此病人"初病四五日，夜间谵语，如见鬼状"，"经水方来，因身热病作而自止"，"七八日，昏塞，喉中涎响如锯，目瞑不知人"，为典型的伤寒热入血室证，治疗当用小柴胡汤之类，但"医者不晓，例以热药补之"，遂致病情转重，血分热盛生风，热蒸津液生痰，风痰上壅，胸膈不利，三焦不通，故喉中涎响，喘急息高。病已热盛达到极点，还夹有痰涎阻塞，许叔微先用消豁痰涎的一呷散化祛胸中之痰，使涎定喘止，神识明了，再用小柴胡汤和解疏理，透邪外出，加滋阴清热的生地黄而热除病解。此案由于他医误用热药温补，导致出现入夜谵语、痰涌喘息等类似温病的热陷心营之证，许叔微先用化风痰药，待神清之后继用小柴胡汤加生地黄以清热凉血。许叔微在复杂的病情中，能分清标本夹杂，权衡轻重先后，既尊重前人法度，又有自己化裁，此法补仲景之未逮，可视为后世凉血分热法的雏形。

10. 筋惕肉瞤案

乡里市人姓京，鬻绳为业，谓之京绳子。其子年近三十，初得病，身微汗，脉弱，恶风。医者误以麻黄汤汗之，汗遂不止，发热，心痛，多惊悸，夜间不得眠卧，谵语不识人，筋惕肉瞤，振振动摇。医者以镇心惊风药治之。予视之曰："强汗之过也，仲景云：'脉微弱，汗出恶风者，不可服青龙汤，服之则筋惕肉瞤，此为逆也。'惟真武汤可救。仲景云：'太阳病发汗，汗出不解，其人仍发热，心下悸，身瞤动，振振欲擗地者，真武汤主之。'"予三投而大病除，次以清心丸、竹叶汤解余毒，数日差。（《伤寒九十论·筋惕肉瞤证第十七》）

按语：本证为太阳病误汗亡阳的救治。病人开始"得病，身微汗，脉弱，恶风"，为太阳中风证，应用桂枝汤调和营卫，而医者误用麻黄汤发汗，致"汗遂不止，发热，心痛，多惊悸，夜间不得眠卧，谵语不识人，筋惕肉瞤，振振动摇"，此为发汗太过，导致阳气随汗外泄，阳气虚亏，水气内动，凌心扰神，则心痛、惊悸、夜间不得眠，甚则"谵语不识人"；阳气虚衰，不能温煦柔养筋脉肌肉，则"筋惕肉瞤，振振动摇"。医者不识其病机，用镇惊息风药治疗。许叔微详察病因病机，认为是发汗太过亡阳，只能用温肾助阳，化气行水的真武汤，补其虚，复其阳。服用真武汤三剂后，病情即大有缓解。再以清心丸、竹叶汤解表之余热，病情得痊愈。此案告知我们，论治伤寒病要注意顾护阳气，阳回则生，阳衰则亡。

11. 大便不通案

尝记一亲戚病伤寒，身热头疼无汗，大便不通已四五日。予讯问之，见医者治大黄、朴硝等欲下之。予曰："子姑少待"。予为视之，脉浮缓，卧密室中，自称甚恶风。予曰："表证如此。虽大便不通数日，腹又不胀，别无所苦，何遽便下？大抵仲景法，须表证罢方可下。不尔，邪乘虚入，不为结胸，必为热利也。"予作桂枝麻黄各半汤，继以小柴胡，漐漐汗出，大便亦通而解。

仲景云："凡伤寒之病，多从风寒得之，始表中风寒，入里则不消矣。拟欲攻之，当先解表，乃可下之。若表已解，而内不消，大满大实坚，有燥屎自可徐下之，虽四五日，不能为祸也。若不宜下而便攻之，内虚邪入，协热遂利，烦躁诸变，不可胜数，轻者困笃，重者必死矣。"大抵风寒入里不消，必有燥屎，或大便坚秘，须是脉不浮，不恶风，表证罢乃可下。大便不通，虽四五日不能为害，若不顾表而便下，遂为协热利也。(《普济本事方·卷九》)

按语： 此例伤寒病人身热头疼无汗，大便不通，看似像阳明腑实之证，故医者欲用大黄、朴硝等下之。许叔微详细诊察脉证，发现病人虽大便不通数日而腹不胀，并有恶风脉浮缓太阳中风证的表现，因此绝非阳明燥实之证，应为外邪侵袭，表气失和，里气因之不通所致。此时若"不顾表而便下"，则"内虚邪入，协热遂利，烦躁诸变，不可胜数，轻者困笃，重者必死矣。"故许叔微先用桂枝麻黄各半汤和其表，然后用小柴胡汤疏利三焦气机，解表和里，诸症得愈，体现了许叔微辨证之精当，选方立法之贴切。

12. 伤寒下利案

有人病伤寒下利，身热神昏多困，谵语不得眠。或见下利，便以谵语为郑声，为阴虚症。予曰："此小承气证。"众骇然曰："下利而服小承气，仲之法乎？"予曰："此仲景之法也。仲景云：'下利而谵语者，有燥屎也。'属小承气汤而得解。予尝读《素问》云：'微者逆之，甚者从之，逆者正治，从者反治，从少从多，观其事也。帝曰：何谓反治？岐伯曰：塞因塞用，通因通用。'王冰注云：'大热内结，注泻不止，热宜寒疗，结复未除，以寒下之，结散立止，此通因通用也。'正合于此，又何疑焉。"（《普济本事方·卷九》）

按语： 伤寒下利，临床易从阳虚而治；神昏谵语不眠则常作内热阴虚例治，此临床一般辨治之大体。本案伤寒下利，病情不随下利而解，而反身热神昏，谵语不得眠，说明热结较甚，已成燥屎。此下利，非清稀无秽水之泻，当是热结旁流、协热下利之类，热邪里郁为本，下利邪欲外出下泄为标。此案情与《伤寒论》第374条"下利谵语者，有燥屎也，宜小承气汤"相仿，用小承气汤是甚者从之，通因通用之意。许叔微谆谆于仲景、《内经》、王冰注解之论，告诫人们勿为表象所惑，治病必伏其所主，先其所因，方能切中肯綮，而为上工。

（二）内科杂病医案

1. 惊悸不寐案

绍兴癸丑，予待次四明，有董生者，患神气不宁，每卧则魂飞扬，觉身在床而神魂离体，惊悸多魇，通夕无寐，更数医而不效。予为诊视，询之曰："医作何病治？"董曰："众皆以为心病。"予曰："以脉言之，肝经受邪，非心病也。肝经因虚，邪气袭之，肝藏魂者也，游魂为变。平人肝不受邪，故卧则魂归于肝，神静而得寐。今肝有邪，魂不得归，是以卧则魂扬若离体也。肝主怒，故小怒则剧。"董欣然曰："前此未之闻，虽未服药，已觉沉疴去体矣，愿求药法。"予曰："公且持此说与众医议所治之方，而徐质之。"阅旬日复至，云："医遍议古今方书，无与病相对者。"故予处此二方（真珠丸和独活汤）以赠，服一月而病悉除。

真珠丸

治肝经因虚，内受风邪，卧则魂散而不守，状若惊悸。（真珠母大于常珠，形状不一）。真珠母（未钻真珠母，研如粉，同碾）三分，当归（洗去芦，薄切，焙干后秤）、熟干地黄（酒洒，九蒸九曝，焙干）各一两半，人参（去芦）、酸枣仁（微炒，去皮，研）、柏子仁（研）各一两，犀角（镑为细末）、茯神（去木）、沉香、龙齿，各半两。上为细末，炼蜜为丸，如梧子大，辰砂为衣。每服四五十丸，金银薄荷汤下，日午夜卧服。

独活汤

独活（黄色如鬼眼者，去芦，洗，焙，秤）、羌活（去芦）、防风（去钗股）、人参（去芦）、前胡（去苗，净洗）、细辛（华阴者去叶）、五味子（拣）、沙参、白茯苓（去皮）、半夏曲、酸枣仁（微炒，去皮，研）、甘草（炙），各一两。上为粗末，每服四大钱，水一盏半，生姜三片，乌梅半个，同煎至八分去滓，不拘时候。（《普济本事方·卷一》）

按语： 本案表现为惊悸，恶梦纷纷，卧则觉通夕无寐，由于心藏神，故众医按常规诊为心病，似为不误，但用药不效，表明辨证有误。许叔微细察其症，卧则多魇，惊悸不寐，遇怒则剧，再结合脉象，根据肝藏血、血舍魂、肝主怒等理论，许叔微排除心病，认为是肝经受邪，游魂为病。治疗另辟蹊径，用真珠丸滋阴涵木、潜阳息风为主，配以独活汤驱风扶正，一月而愈。许叔微所制真珠丸，用真珠母、龙齿二味直入肝经以镇飞扬浮越之神魂，用酸枣仁、柏子仁补肝肾之阴虚，当归、地黄补血养肝，人参、茯神培土荣木，犀角、朱砂清肝镇心安神，沉香、薄荷芳香理气疏肝，从而熔定魂与补虚于一炉，发展了前人理论，并在临床上取得了良好的效果。清末张山雷曰："近世平肝熄风之法，知有珍珠母者，实自叔微此方（即真珠丸）开其端。"肝虚邪袭，许叔微除了用真珠丸安魂外，还用独活汤去邪，该汤虽以辛散风药为主，但既能疏利气机，顺应肝喜条达之性，又能以动求静，安神定志，协同真珠丸宁心定惊。在服药时间上，许叔微特别提出了"日午夜卧服"的观点，主张在中午、晚上休息前分两次服药。正好利用药物在服用后起效时间内，发挥其镇静安神作用，从而使不寐病人得到理想的治疗效果。此外，许叔微在治疗本例病人时，虽处方别有所思，但并未急于给药，而是运用语言劝说开导法，先向患者耐心讲明病情，如病是怎样发生的、什么时候加剧等，说理详明透彻，使患者心悦诚服，"虽未服药，已觉沉疴去体"，未用药而胜于药，对于本病的治疗起了至关重要的作用。

2. 阳厥发狂案

黄山沃巡检彦，其妻狂厥者逾年，更十余医而不验，予授此方（惊气丸），去附子加铁粉，亦不终剂而愈。铁粉非但化涎镇心，至如摧抑肝邪特异，若多恚怒，肝邪太盛，铁粉能制伏之。《素问》言："阳厥狂怒，治以铁落饮。"金制木之意也，此亦前人未尝论及。

惊气丸

治惊扰积气，心受风邪，发则牙关紧急，涎潮昏塞，醒则精神若痴。附子（炮，去皮脐）、南木香、白僵蚕（去丝嘴，炒）、花蛇（酒浸，去皮、骨，炙）、橘红、天麻（去芦）、麻黄（去根节），各半两；干蝎（去毒）一两，紫苏子（淘洗）一两，天南星（洗浸，薄切片，姜汁浸一夕）半两，朱砂（水飞）一分，留少许作衣。

上为末，入研脑麝少许，同研极匀，炼蜜杵，丸如龙眼大。每服一粒，金银薄荷汤化下，温酒亦得。（《普济本事方·卷二》）

按语： 惊则气乱，忧则气结，脏气不平，生痰生风，扰乱心神，导致发则牙关紧急，涎潮昏塞，醒则精神若痴，显系气机失调，酿生风痰，神明失用之故。治疗需疏利气机，搜剔风痰，以通神明。许叔微制用惊气丸，方中用附子辛温补阳，麻黄祛风散邪，木香、橘红疏利气机，苏子降气化痰，南星祛风化痰，花蛇、全蝎、僵蚕搜风通络、止痉开噤，天麻镇肝息风，朱砂镇惊安神。最后以薄荷汤为饮，取其能利窍、宣壅、散热之效。诸药合用，使气机利，风痰去，神明安。本案沃彦之妻发狂阳厥数年，更十余医不验，许叔微予惊气丸去附子加铁粉。铁粉即生铁落，为生铁煅至红赤，外层氧化时被锤落的铁屑。取煅铁时打下之铁落，去其煤土杂质，洗净，晒干，或煅后醋淬入药。本品性味辛凉，归肝、心经，具有平肝镇惊之功。《素问》治疗肝郁火盛之怒狂阳厥之证，用生铁落一味煎饮，即生铁落饮。惊气丸有清心化痰降气之效，许叔微去附子之辛温，加生铁落辛凉以平肝火，坠痰涎，镇心神，切中病机，故不终剂而愈。

3. 心经伏热消渴案

壬戌年，一卒病渴，日饮斛水，不食者三月，心中烦闷，时已十月，予谓必心经有伏热，与此丹（火府丹）数服，五十粒，温水下。越二日，不觉来谢，云："当日三服渴止，又次日三服，饮食如故。"此本治淋，用以治渴，信知用药要在变通也。

火府丹

治心经热，小便涩，及治五淋。生干地黄二两，木通（削去粗皮，锉，研细末，秤入）、黄芩（去皮），各一两。上为细末，炼蜜杵丸梧子大，每服三十粒，木通煎汤下。此药治淋涩脐下满痛。（《普济本事方·卷二》）

按语：心与小肠为表里，心经蕴热，移热小肠，即可见小便淋漓涩痛、尿频、尿急、尿热等症，治疗宜清心养阴，利水通淋。火府丹为《小儿药证直诀》中导赤散去甘草、竹叶，加黄芩而成，方中用木通清心降火，利水通淋，黄芩清肺，宣通水之上源，生地黄清心热而凉血养阴，故许叔微云其本治淋。本案病人病口渴而非淋证，许叔微为何也用此方？细分病情，此消渴病人口渴、心烦闷，正如《世医得效方》所云"时常烦躁，因思虑劳心，忧愁抑郁，渐成消渴"，是由心中伏热伤阴而致，心火炎上，肺金受克，消烁津液，故烦热口干舌燥，渴饮不止。许叔微用火府丹清其火，养其阴，导心热从小便而出，故可治疗心经伏热之口渴。许叔微自言"信知用药要在变通也"，确为经验之谈，值得后人牢记。

4. 寒湿腰痛案

戊戌年八月，淮南大水，城下浸灌者连月，予忽脏腑不调，腹中如水吼数日，调治得愈。自此腰痛不可屈折，虽颊面亦相妨，服遍药不效，如是凡三月。予后思之，此必水气阴盛，肾经感此而得，乃灸肾俞三七壮，服此药（麋茸丸）差。

肾俞二穴，在第十四椎下两旁相去各一寸五分，与脐平。治虚劳羸瘦，耳聋，肾虚，水脏久冷，心腹膨胀，两胁满引，少腹急痛，目视䀮䀮，少气溺血，小便浊出精，阴中疼，五劳七伤虚惫，脚膝拘急，足寒如冰，头重身热振慄，腰中四肢淫泺，洞泄食不化，身肿如水，灸以年为壮。（《针灸经》云：针入三分，留七呼，灸三壮）

麋茸丸

治肾经虚，腰不能转侧。麋茸（酥炙黄，燎去毛，无即以鹿茸代）一两，舶上茴香（炒香）半两，菟丝子（酒浸，曝干，用纸条子同碾，取末）一两。上为末，以羊肾二对，法酒煮烂去膜，研如泥，和丸如梧子大，阴干，如肾膏少入酒糊佐之。每服三五十丸，温酒盐汤下。（《普济本事方·卷二》）

按语： 腰为肾之府，肾经亏虚，复为寒湿所伤，因而腰痛不可屈折，许叔微治用麋茸丸。本方由麋茸、菟丝子、小茴香、羊肾组成，麋茸甘温无毒，温阳功力胜于鹿茸，麋之性喜食菖蒲，故麋茸又有疗寒湿痹痛、四肢拘缓不收作用。本方以麋茸温肾壮阳为君，佐以菟丝子、羊肾温润滋补肾精，小茴香温肾暖肝，散寒止痛，诸药标本兼顾，共奏温肾阳，补虚损，生精血，祛寒湿之效。同时，许叔微配合肾俞穴艾灸，既散外在寒湿之邪，又可加强温经补肾通络作用，故能治疗数月受寒湿所致之腰痛转侧不利之病。

5. 膀胱气痛案

顷在徽城日，歙尉宋荀甫，膀胱气作，疼不可忍。医者以刚剂与之，疼愈甚，小便不通三日矣。脐下虚胀，心闷。予因候之，见其面赤黑，脉洪大。予曰："投热药太过，阴阳痞塞，气不得通，为之奈何？"宋尉尚手持四神丹数粒，云："医者谓痛不止，更服之。"予曰："若服此定毙，后无悔。"渠恳求治。予适有五苓散（猪苓、泽泻、白术、茯苓、桂枝）一两许，分三服。易其名，用连须葱一茎，茴香一撮，盐一钱，水一盏半，煎七分，令接续三服。中夜下小便如墨汁者一二升，脐下宽得睡。翌日诊之，脉已平矣。续用硇砂丸（木香、沉香、巴豆肉、铜青、青皮、硇砂）与之，数日差。大抵此疾因虚得之，不可以虚而骤投补药。《经》云："邪之所凑，其气必虚。"留而不去，其病则实，故必先涤所蓄之邪，然后补之。是以诸方多借巴豆气者，谓此也。（《普济本事方·卷三》）

按语：本案中患者膀胱气痛，小腹痛，尿急尿痛，痛不可忍，为湿热下注之实证，医者辨证不准，给予四神丹等阳刚温燥之剂，以致阴阳痞塞，气机不通，病痛转剧，小便不通。许叔微详察脉症，辨证准确，用小剂量五苓散加葱、茴香化气利水，方中白术、茯苓、猪苓、泽泻健脾利水，桂枝、葱、茴香辛润通阳，理气通络，以盐咸寒润下，引药归膀胱、肾经，又可作温热药反佐之用。如此调配，果然半夜得效，患者小便下黑汁，为淤积数日之湿热尿毒，继用硇砂丸温肾行气，方借巴豆之气，温散下焦寒气，治疗数日而愈。本案结语医话极为精辟，许叔微根据《内经》"邪之所凑，其气必虚"的发病观，领悟出"留而不去，其病则实"的虚实辨证关系，富含哲理，并提出"本因虚得，不宜骤投补药"的治疗原则，提示后人临证遇病人虽因虚得病也不宜骤补，须看有无兼夹实邪，对临证虚实辨证治疗具有重要的指导意义。

6. 胃热呕吐案

政和中一宗人病伤寒，得汗身凉，数日忽呕吐，药与饮食俱不下，医者皆进丁香、藿香、滑石等药，下咽即吐。予曰："此正汗后余热留胃脘，孙兆竹茹汤政相当尔。"亟治药与之，即时愈。

竹茹汤

治胃热呕吐。干葛三两，甘草（炙）三分，半夏（姜汁半盏，浆水一升煮，耗半）三分。上粗末。每服五钱，水二盏，生姜三片，竹茹一弹大，枣一个，同煎至一盏，去滓温服。（《普济本事方·卷四》）

按语：本例为伤寒热病汗后余热留于胃脘，正邪纷争，导致呕吐案。伤寒用发汗法，应遍身微汗出，汗后须饮稀粥调养。若发汗太过或汗出后暴食辛辣荤腥，损伤气阴，致余邪化热，淤积胃中，出现呕吐不食、手足心热之症，此时若用丁香、藿香、滑石等药无效，反下咽即吐。治疗须审因论治，用养阴益气，降逆和胃之法。许叔微尊崇孙兆的竹茹汤，方中用葛根直入阳明经，生津解热，达邪外出，竹茹、半夏、姜汁寒温并用，升降阴阳，和胃降逆止呕，甘草、大枣调和胃气，用浆水煮药可补益胃气，使诸药降逆气不伤胃，共成降气和胃、清热止呕之剂，适用于热病之后余热留于胃脘所致的呕吐不食、手足心热等症。此例病人用竹茹汤药证相符，故服药后即时而愈。

7. 血痢失治案

尝记陈侍郎泾仲，庚戌秋过仪真求诊。初不觉有疾，及诊视，则肝脉沉弦，附骨取则牢。予曰："病在左胁有血积，必发痛。"陈曰："诚如是，前此守九江被召，冒暑涉长江，暨抵行朝，血痢已数日矣。急欲登对，医者以刚剂燥之，虽得止数日，脐下一块大如杯，不旬日如碗大，发则不可忍。故急请官祠以归，为之奈何？"予曰："积痢不可强止，故血结于脐胁下，非抵当丸不可。"渠疑而不肯服，次年竟以此终。抵当丸在第九卷中。

抵当丸

治瘀血。水蛭（炙）五枚，虻虫（去翅、足，炒）五枚，桃仁（去皮、尖）六枚，大黄（去皮、湿纸裹，甑上蒸）三分。上为末，炼蜜和作一丸，

以水一盏，煎至七分，顿服。晬时当下血，不下，再作之。(《普济本事方·卷四》)

按语： 本文记述了陈侍郎患血痢失治而亡的病例。本病患者由于长途跋涉，劳倦内伤，又外感暑热之气，致热毒蕴结于肠，故脐腹疼痛，日久热伤血络迫血下行而成血痢。病久不愈，热瘀互结，血结成积。前医用苦寒刚燥之剂清热燥湿，虽热去痢止但血积不化，且苦寒伤阳滞气，反致血结加重。许叔微详察脉症，认为此属血积胁下，治当消积化癥，用抵当丸缓以图之，但由于患者疑而不用，以致次年死亡。本案说明，"积痢不可强止"，血痢治须清化利导，不可刚燥涩之，否则，邪气留连结聚，可化为血结胸，加重病情，甚至死亡。同时患者有病，应听从医生建议，切忌讳疾忌医，而致病情加重。

8. 风热浮肿案

有一达官，其母年七十中风，手足拘挛，平日只是附子之类扶养。一日面浮肿，手背亦肿，寻常有一国医供药，诊云是水病，欲下大戟牵牛以导之，其家大惊忧惶，召予议之。予曰："《素问》称面肿曰风，足胫肿曰水。此服附子太过，正虚风生热之证，咽必噎塞，膈中不利。"诚言，予乃进升麻牛蒡圆参汤，继以知母汤，三日悉愈。

升麻牛蒡圆参汤

升麻（去芦）一两，牛蒡子（炒）二两，人参（去芦）半两，上为粗末。每服三钱，水一盏，煎七分，非时服。此药能消肿祛风，不动正气，一日可三服。

知母汤

治游风攻头面，或四肢作肿块。知母一两，麻黄（去根节）、黄芪（蜜炙）、甘草（炙）、羌活（洗去土）、白术、枳壳（去穰，锉，麸炒），各半两。上粗末。每服四钱，水一盏半，牛蒡子百粒，研碎，煎至七分温服，

日三四，觉冷不用牛蒡子。(《普济本事方·卷四》)

按语：本条论述的是内风生热所致的面浮肿，手背肿证的治验。患者年高有宿疾，手足拘挛，行动不利，常服附子等温燥之品，久之伤阴耗液，正气亏虚，风邪化热，出现"咽必嘻塞，膈中不利"。风热壅塞上焦，肺失宣肃，水津失布，壅塞经脉导致面、手背等浮肿。此病非水肿病，治疗迥异。许叔微辨证施治，先用升麻牛蒡圆参汤清热解毒利咽。方中牛蒡子气味辛凉，疏风清热，散结利咽；升麻解毒清热，发表透疹；人参益气扶正，三药合用，扶正祛邪，清热祛风消肿，使头面风热之邪得解，咽膈通利。继用知母汤散风消肿，方中知母味苦性甘寒，润燥清热，镇痛消肿；麻黄祛风宣肺，利膈散水气；羌活祛风除湿，既助麻黄达邪于外，又合白术行表里之水湿；黄芪气味甘平，益气固表；白术气味甘温微苦，健脾利水消肿；枳壳气味苦寒，下气宽膈；甘草气味甘平，调和诸药。全方以甘平之品扶其正，以苦寒之药息其风，以辛温表散之药泄其邪，则邪散风息，正旺气和而病悉愈。

9. 肾脏风攻注脚膝案

壬子年，在毗陵有姓马人鬻油，久不见，因询其亲，云："宿患肾脏风，今一足发肿如瓠，自腰以下，钜细通为一律，痛不可忍，卧欲转侧，则两人挟持方可动，或者欲以铍刀决之。"予曰："未可，予有药，当合以赠。"如上法服之。辰巳间下脓如水晶者数升，即时痛止肿退。一月后尚挂拐而行，予再以赤乌散令涂贴其膝方愈。后十年过毗陵，率其子列拜以谢。云："向脚疾至今不复作，虽积年肾脏风并已失，今健步不苦矣。"

治肾脏风攻注脚膝方

连珠甘遂一两，木鳖子（一雌一雄，去壳，研）二个。上为末，猳猪腰子二个破开，药末一钱掺匀，湿纸裹数重，慢火煨熟，放温。五更初细嚼，米饮下，积水多则利多，少则少也，宜软饭将息。若患一脚，切看左右，如

左脚用左边腰子，右用右边者，药末只一钱。(《普济本事方·卷四》)

按语：湿邪为阴邪，易伤阳气。湿邪侵袭，留滞下焦，阳气失于气化温煦，痰湿凝聚于一侧腰足，而发为本病。此病以邪实为本，非苦寒峻猛导水之药，不能走入筋骨之间，故治疗急需荡涤停痰宿饮，攻邪从大肠而出。方中连珠甘遂气味苦寒，为逐水之峻剂，能泄水逐邪、通利经络，血活水利则肿消；木鳖子味甘温微苦，温散寒湿，疏通经脉，化瘀止痛，消肿散结；獖猪腰子气味咸寒，既以脏补脏，又取其引药直达肾经，以利水湿邪毒之排泄。诸药用之，功效速捷，故多年痼疾得愈。此外，由于方中甘遂、木鳖子均为有毒之品，临证用之当审慎。

10. 腹内生虫案

予宣和中，每觉心中多嘈杂，意谓饮作，又疑是虫。漫依《良方》所说服之。翌日下虫二条，一长二尺五寸，头扁阔尾尖锐。每寸作一节，斑斑如锦纹，一条皆寸断矣。《千金》谓：劳则生热，热则生虫。心虫曰蛔，脾虫寸白，肾虫如截丝缕，肝虫如烂杏，肺虫如蚕。五虫皆能杀人，惟肺虫为急。肺虫居肺叶之内，蚀人肺系，故成瘵疾，咯血声嘶，药所不到，治之为难。有人说《道藏》中载诸虫皆头向下行，唯是初一至初五以前头向上行，故用药者多取月朒以前，盖谓是也。

《良方》疗寸白虫方

锡沙（作银泥者，无，即以黄丹代，油和如梧子大）、芜荑仁、槟榔（二物等分，为末），上煎石榴根浓汁半升，下散三钱，丸五枚，中夜服，旦日取下。(《普济本事方·卷七》)

按语：虫病发生，多是由于饮食不节，饥饱失常，喜啖腥脍，湿热内淫或饮食不洁所致。寸白虫即今之绦虫，此虫多因食用生肉所致，虫居体内，扰乱脾胃运化，吸食人体精微，可引起腹胀、腹痛、嘈杂、消瘦、乏力等症。治疗以杀虫为主，许叔微用《良方》疗寸白虫方。方中芜荑，性味辛苦平，为杀虫之要药；槟榔味苦辛，性温，杀虫消积、下气导滞、行水化湿，既能杀虫，又能驱虫；石榴根皮酸、涩、性温，能杀虫，收敛止泻；锡沙又名黄丹、铅丹，体重性沉，功善坠痰消积杀虫。诸药合用，共奏杀虫、消积、清热之功。许叔微多年宿疾一剂而愈，足见此方疗效之确切。

11. 伤神劳复案

有人患伤寒得汗数日，忽身热自汗，脉弦数，心不得宁，真劳复也。予诊曰："劳心之所致，神之所舍，未复其初，而又劳伤其神，营卫失度，当补其子，益其脾，解发其劳，庶几得愈。"授以补脾汤，佐以小柴胡，得解。或者难曰："虚则补其母，今补其子何也？"予曰："子不知虚劳之异乎？《难经》曰：虚则补其母，实则泻其子。此虚当补其母，人所共知也。《千金》曰：心劳甚者，补脾气以益之，脾旺则感于心矣。此劳则当补其子，人所未闻也。盖母生我者也，子继我而助我者也。方治其虚，则补其生者。《锦囊》所谓本体得气，遗体受荫同义。方治其劳，则补其助我者，荀子所谓未有子富而父贫同义。此治虚与劳所以异也。"

补脾汤

治伤寒汗后，脾胃伤冷物，胸膈不快，寻常血气不和，宜服补脾汤。人参（去芦）、干姜（炮）、白术、甘草（炙）、陈皮（去白）、青皮（去白），等分。上细末，每服三钱，水一盏，煎数沸，热服，入盐点亦得。（《普济本事方·卷九》）

按语：伤寒后得汗数日，病邪大体已撤，复又身热自汗，脉弦数，是劳复所致。心不得宁，说明劳心倍于劳形，心神既伤，营卫失和，致身热复起。许叔微治法颇为奇特，谓"（心劳）当补其子，益其脾"，此与《难经》"虚者补其母，实者泻其子"大相径庭。劳则补子法，即心劳补脾，脾劳补肺，肺劳补肾，肾劳补肝，肝劳补心，其意在母脏虚劳，当补益子脏，子脏之气充旺，上资于母，虚劳自复，此法另辟治虚之蹊径，也告诫我们对于脏腑关系中的母子补泻法，切忌拘泥。本案劳心耗神，许叔微即援引其意，用补脾汤补脾以宁心，盖脾为气血生化之源，脾气旺则四脏自安也。最后佐以小柴胡汤疏解外邪，其病得愈。

（三）五官科病证医案

1. 读书损目案

晋范宁尝苦目痛，就张湛求方。湛戏之曰：古方宋阳子少得其术，以授鲁东门伯，次授左丘明，世世相传。以及汉杜子夏、晋左太冲，凡此诸贤，并有目疾，俱得此方云用：损读书一，减思虑二，专内视三，简外观四，旦起晚五，夜早眠六。凡六物，熬以神火，下以气筛，蕴于胸中。七日然后纳诸方寸，修之一时，近能数其目睫，远视尺棰之余。长服不已，洞见墙壁之外，非但明目，乃亦延年。审如是而行之，非可谓之嘲戏，亦奇方也。

地黄丸

《素问》云：久视伤血。血主肝，故勤书则伤肝。主目昏，肝伤则自生风。热气上凑于目，其昏亦甚。不可专服补药，须服益血镇肝明目药。熟干地黄（酒洒，九蒸九曝，焙干，秤）一两半，黄连（去须）一两，决明子一两，没药（别研）、甘菊花、防风（去钗股）、羌活（去芦）、桂心（不见火）、光明朱砂（水飞），各半两。上细末，炼蜜丸如梧子大，每服三十丸，熟水下，食后，日三服。（《普济本事方·卷五》）

按语： 读书损目，是指使用目力不当，如姿式不正，或在光线不适当的情况下，长时间读书视物，可因目视过劳，精气损耗而致眼疾。症状以远视模糊不清为主。治疗宜补益精血，益气明目。方用地黄丸，益血镇肝明目。方中用熟干地黄滋补肝肾精血；血虚阳亢，用黄连清心泻火，决明子、菊花清肝明目，平肝息风；肝热易致血瘀，用没药以行瘀滞；朱砂镇养心神，敛阴涵阳；肉桂配黄连，有水火交济之意；肝经火郁，配以防风、羌活辛散之品疏风散邪。同时此病是由于劳损过度引起，除药物治疗外，还应配合日常调理，一是损读书，二是减思虑，三是专内视，四是简外观，五是旦起晚，六是夜早眠。如此"纳诸方寸，修之一时，近能数其目睫，远视尺箠之余。长服不已，洞见墙壁之外，非但明目，乃亦延年"。

2. 目视一物为二案

荀牧仲顷年尝谓予曰："有一人视一物为两，医者作肝气有余，故见一为二，教服补肝药，皆不验，此何疾也？"予曰："孙真人云：目之系上属于脑，后出于脑中，邪中于颈，因逢身之虚，其入深，则随目系入于脑，入于脑则转，转则目系急，急则目眩以转。邪中其睛，所中者不相比，则睛散，睛散则歧，故见两物也。"令服驱风入脑药得愈。

治头风冷泪方（庞安常方）

甘菊、决明子各三分，白术、羌活（去芦）、川芎（洗）、细辛（去叶）、白芷（不见火）、荆芥穗，各半两。上细末，每服一钱，温汤调下，食后，日三服。

又方（庞安常方）

川芎（洗）、甘菊、细辛（去叶）、白术、白芷（不见火），各一分。上细末，蜡丸如黍米大，夜卧纳二丸目中，一时辰换一丸。（《普济本事方·卷五》）

按语：视一物为二物的复视，一般医者根据"肝开窍于目"，用补肝肾药治疗，效果并不理想。本症《灵枢·大惑论》即有论述："邪中于项，因逢其身之虚，其入深，则随眼系以入于脑，入于脑则脑转，脑转则引目系急，目系急则目眩以转矣。邪（中）其精，共精所中不相比也则精散，精散则视歧，视歧见两物。"后《备急千金要方》援引之，文字略有出入。此症多由邪中所致，诚如张介宾所云："邪气中于天府、天柱之间，乘其虚则入脑连目，目系急则目眩视斜，故左右之脉互有缓急，视歧失正，则两睛之所中于物者，不相比类而各异其见，是以视一为两也。"本案例许叔微根据《灵枢》"目系入络脑"的理论，以祛邪为先，用祛风入脑药治疗而愈。其方由甘菊、决明子、白术、羌活、川芎、细辛、白芷、荆芥组成。方中荆芥、羌活、细辛、白芷、川芎辛香透达，直入巅顶，共奏祛风散寒，通络止痛之功，甘菊、决明子平肝明目，白术健脾利湿。诸药合用，散中寓收，温而兼清，疗效确切。许叔微学习经典理论，并能有效地指导临床实践，实是一位尊古务实的学者，很值得我们学习。

3. 面颊疼痛案

王检正希皋，昔患鼻额间痛，或麻痹不仁，如是者数年。忽一日连口唇颊车发际皆痛，不可开口，虽言语饮食亦相妨，左额与颊上，常如糊急，手触之则痛。予作足阳明经络受风毒，传入经络，血凝滞而不行，故有此证。或者以排风小续命透冰丹之类与之，皆不效，予制此犀角升麻汤赠之，服数日而愈。

犀角升麻汤

上等犀角（镑）一两一分，真川升麻一两，防风（去钗股）、羌活（去芦）各三分，白芷（不见火）、黄芩（去皮）、川芎（洗）、白附子（炮）各半两，甘草（炙），一分。上粗末，每服四大钱，水一盏半，煎至八分，去滓，通口服，食后临卧，日三四服。

足阳明胃也。《经》云：肠胃为市。又云：阳明多血多气。胃之中，腥膻五味，无所不纳，如市廛无所不有也。六经之中，血气俱多，腐熟饮食，故食之毒聚于胃。故此方以犀角为主，解饮食之毒也。阳明经络环唇夹口，起于鼻交頞中，循颊车上耳前，过客主人，循发际至额颅。故王公所患，皆此一经络也。故以升麻佐之，余药皆涤除风热，升麻黄芩专入胃经。稍通医者自能晓。（《普济本事方·卷五》）

按语： 本例病人由于足阳明胃经经气素虚，复感风热邪毒，导致阳明经气不利，血滞毒聚，而表现出鼻额间痛，口唇颊车发际皆痛，不可开口，妨碍言语饮食等症。犀角升麻汤入血入气，许叔微用之调治足阳明胃经。方中用犀角、升麻均能入阳明经以解热毒，而犀角尤能清热凉血，升麻功专升清泄浊；白芷入阳明疏风，白附子长于散头面之风，羌活、防风祛风解痉，川芎散风活血；黄芩苦寒，既能入胃经散火解毒，又能监诸风药温热之性；甘草调和诸药。诸药合用，苦寒与辛温化合，内清胃热，外散风邪，疏通经气，解痉缓痛，共奏清热，凉血解毒之功，本经之邪立除。

（四）妇科病证医案

1. 妇人子悬案

曾有妇人累日产不下，服遍催生药不验。予曰："此必坐草太早，心怀恐惧，气结而然，非不顺也。"《素问》云："恐则气下。"盖恐则精神怯，怯则上焦闭，闭则气还，还则下焦胀，气乃不行矣。得此药一服便产。及妇人六七月子悬者，予用此数数有验，不十服胎便近下。

紫苏饮

治妊娠胎气不和，怀胎近上，胀满疼痛，谓之子悬。兼治临产惊恐，气结连日不产。大腹皮、人参（去芦）、川芎（洗）、陈橘皮（去白）、白芍药，各半两；当归（洗，去芦，薄切）三钱，紫苏茎叶一两，甘草（炙）一钱。上各细锉，分作三服，每服用水一盏半，生姜四片，葱白七寸，煎至七分，去渣空心服。（《普济本事方·卷十》）

按语：妊娠后胸胁胀满，甚或喘急，烦躁不安者称为子悬，亦名"胎气上逆""胎上逼心"。此例子悬，因平素阴亏气弱，足月临盆，心怀恐惧，则气结不顺，以致胎气随之上逆，心胸胀满疼痛。紫苏饮为治疗子悬的名方，方中紫苏顺气安胎，橘皮理气和中，大腹皮下气宽中。气病则血病，故用川芎、当归、芍药以养血和血。既利其气，复以人参、甘草益气以护胎元。诸药合用，以顺其气，调其血，疏养结合，气顺血和则胎安矣。故许叔微云："妇人六七月子悬者，予用此数数有验，不十服胎便近下。"许叔微首创子悬用理气活血降逆的治法，为后世树立了楷模，其紫苏饮为《妇人大全良方》《济生方》《古今医鉴》等书引用。《叶氏女科》子悬汤（人参、归身、白芍、黄芩、丹参、苏叶、陈皮、砂仁、制香附）及《郑氏家传女科万金方》之紫苏饮（苏梗、白芍、大腹皮、归身、茯苓、香附、川芎、甘草、陈皮、乌药、人参、生姜、枳壳、滑石、砂仁），皆仿此方创制。

2. 妇人血瘕案

顷年在毗陵，有一贵人妻，患小便不通，脐腹胀不可忍，众医皆作淋治，如八正散之类，数种治皆不退，痛愈甚。予诊之曰："此血瘕也，非瞑眩药不可去。"予用此药（桃仁煎），五更初服，至日午，痛大作不可忍，遂卧，少顷下血块如拳者数枚，小便如黑汁者一二升，痛止得愈。此药治病的切，然猛烈太峻，气血虚弱者，更宜斟酌与之。

桃仁煎

治妇人血瘕血积，经候不通。桃仁（去皮、尖，麸炒黄）、大黄（湿纸裹甑上蒸）、川朴硝，各一两；虻虫（炒黑）半两。上四味末之，以醇醋二升半，银石器中慢火煎取一升五合，先下大黄、桃仁、虻虫三味，不住手搅，欲丸，下川朴硝，更不住手搅。良久出之，丸如桐子大。前一日不用吃晚食，五更初用温酒吞下五丸，日午取下如赤豆汁鸡肝虾蟆衣，未下再作，血鲜红即止，续以调气血药补之。（《普济本事方·卷十》）

按语： 本例患者小便不通，脐腹胀痛，众医皆随症作淋治，服八正散等利尿通淋药不效。许叔微探寻病机，认为是干血内阻，经脉不通之血瘕。此证与《伤寒论》抵当汤证类似，皆为下焦蓄血所致，但未现抵当汤证发狂、如狂或喜忘的症状，故病情较抵当汤为轻，许叔微用桃仁煎，即抵当汤去水蛭加朴硝而成。方中用桃仁润燥活血化瘀，大黄泄热通腑，朴硝咸寒下热软坚，二者合用，专下坚结之血；虻虫苦咸，苦走血，咸渗血，通利血脉，以除无情之血结。方中皆为峻烈药，称之为瞑眩药，药性颇悍，故用醋煎制丸，既有助散瘀，又缓其药性，同时服药时峻药缓投，每服桐子大丸五丸，服后大小便泻出瘀血，瘀去而膀胱气化得行，其病遂愈。

3. 妇人石淋案

鄞县武尉耿梦得，其内人患砂石淋者，十三年矣，每溲痛楚不可忍，溺器中小便下砂石，剥剥有声，百方不效。偶得此方啜之，一夕而愈，目所见也。

治妇人诸般淋方

苦杖根，俗呼为杜牛膝，多取净洗，碎之，以一合用水五盏，煎一盏，去滓，用麝香乳香少许，研调下。（《普济本事方·卷十》）

按语：砂石淋又称石淋、砂淋，属五淋之一，以小便涩痛，尿出砂石为主症，或排尿时突然中断，尿道窘迫疼痛，腰腹绞痛难忍。多因下焦积热，煎熬水液所致。《诸病源候论·石淋候》云："石淋者，淋而出石也。肾主水，水结则化为石，故肾客砂石。肾虚为热所乘，热则成淋。其病之状，大便则茎里痛，尿不能卒出，痛引少腹，膀胱里急，砂石从小便道出，甚者塞痛合闷绝。"治宜清利积热，涤其砂石。方中苦杖根即虎杖，性微寒，有活血散瘀、祛风解毒、利湿退黄、宣痹止痛、通淋利尿之效，与麝香、乳香为伍，则通窍下气止痛功效更著，故可收化石通淋止痛之功，患者十多年痼疾，一夕而愈。

4. 妇人便秘案

尝有一贵人母年八十四，忽尔腹满头疼，恶心不下食，召医者数人议，皆供补脾进食、治风清利头目药数日，疾愈甚，全不入食，其家忧惧，恳予辨之。予诊之曰："药皆误矣。此疾止是老人风秘，脏腑壅滞，聚于膈中，则腹胀恶心不喜食，又上至于巅，则头痛神不清也。若得脏腑流畅，诸疾悉去矣。"予令作此粥（麻子苏子粥），两啜而气泄，先下结屎如胡椒者十余，后渐得通利，不用药而自愈。

麻子苏子粥

紫苏子、大麻子二味各半合。净洗研极细，用水再研，取汁一盏，分二次煮粥啜之。（《普济本事方·卷十》）

按语： 此案例为高年贵妇人，养尊处优，活动较少，日久腑壅气滞，气逆上攻，出现头痛便秘，恶心腹满不食等症，前医者皆不明此病机，用补脾进食、治风清利头目药等加重其壅滞，结果导致疾病愈甚，全不入食。许叔微细察病机，认为"此疾正是老人风秘，脏腑壅滞，聚于膈中，则腹胀恶心不喜食，又上至于巅，则头痛神不清也。若得脏腑流畅，诸疾悉去矣。"治用下气润肠之法，方用紫苏麻仁粥。方中苏子辛温，归肺经，降气涤痰，润肠通便；大麻子甘辛平，归大肠、肺经，润肠泻下通便。二药配伍，苏子协麻仁下气，麻仁助苏子润肠通便，再加谷米做粥以和中养胃气，腑气得通，气机复常，诸恙悉愈。

5. 妇人脏躁案

乡里有一妇人数欠伸，无故悲泣不止，或谓之有祟，祈禳请祷备至，终不应。予忽忆《金匮》有一症云："妇人脏躁悲伤欲哭，象如神灵所作，数欠伸者，甘麦大枣汤。"予急令治此药，尽剂而愈。古人识病制方，种种妙绝如此，试而后知。

甘麦（原本无）大枣汤

治妇人脏躁。甘草（炙）三两，小麦一升，大枣十个。上㕮咀，以水六升，煮三升，去滓温分三服。亦补脾气。（《普济本事方·卷十》）

按语： 甘麦大枣汤出自《伤寒杂病论》，其组方简单巧妙，疗效神奇可靠。具有养心安神、和中补脾等功效，适用于妇女脏躁，表现为精神恍惚，常悲伤欲哭不能自主，睡眠不实，言行失常，哈欠频作，舌红少苔等症状。脏躁者，多因心气心阴亏虚而躁生，《灵枢·本神》云："神有余则笑不休，不足则悲。"心为一身之主宰，心藏神，心虚则神失所养，故出现精神恍惚、悲伤欲哭等。许叔微遵循仲景法度，治用甘麦大枣汤养心安神，柔肝缓急。方中用小麦为君药，取其甘凉之性，养肝补心，清心除烦安神。甘草甘平，补养心气，和中缓急，为臣药。大枣甘温质润，益气和中，润燥缓急，为佐药。三药合用，甘润平补，养心调肝，共凑清心养心、和中缓急之功，使心气心阴得养而心神自安，悲伤即止。

许叔微

后世影响

一、历代评价

许叔微一生，勤求博采，躬亲实践，其治伤寒宗仲景，于杂病取诸家，提出了许多新的理论观点，留下大量治疗经验，得到了后世医家的高度评价。

许叔微深得仲景之妙谛，在《伤寒论》研究方面有着很高的造诣。清·徐彬曾赞誉"古来伤寒之圣，唯张仲景，其能推尊仲景而发明者，唯许叔微为最。"

其著的《伤寒九十论》，是现存最早的医案专著，被后人誉为"中医医案之肇端"。谢利恒《中国医学源流论》评价说："医案之作，盖始于宋之许叔微。"清代俞震于《古今医案按·伤寒》按中也曾赞曰："仲景《伤寒论》，犹儒书之《大学》《中庸》也。文辞古奥，理法精深。自晋迄今，善用其书者，惟许学士叔微一人而已。所存医案数十条，皆有发明，可为后学楷模。"

许叔微所著《伤寒百证歌》，对传播和普及《伤寒论》及其辨证论治精神，发挥了重要作用。何廉臣在其《增订伤寒百证歌注》绪言评曰："宋许叔微学士……将医经表里、阴阳、寒热、虚实，各种传变，缕析条分，编为歌括，附以诸方治法，使人头绪井然，易于记诵，岂非学者之导师乎？其书独出机抒，又能全书经文，略参经验心得，足以继往开来。"

许叔微所著《伤寒发微论》，为其研究学习伤寒论的心得体会，阐发奥旨，探隐索微，启迪后学。故陆心源曰：读来有"探微索赜，妙语通神"之感。汪琥《伤寒论辩证广注》卷首也说："首论伤寒七十二证候，次论桂枝汤用赤白芍，三论伤寒用圆子药，六论伤寒以真气为主，十论桂枝肉桂，十五论动脉阴阳不同，此皆发明仲景微奥之旨，书名'发微'，称其实矣。"恰如其分评价了《伤寒发微论》的学术贡献。

许叔微所著《普济本事方》，收集了许叔微生平历验有效之方、医案和理论心得，被称为第一部方剂学专著，清代名医叶天士奉为至宝，视同"枕中秘"，并评论曰："观其用药制方，穷源悉委，深得古人三昧，苟非兰折肱，良不易办，盖其心存普济，于以阐发前人之秘，以嘉惠后人者，厥功伟矣"（《本事方释义·序》）。晚清张锡纯则誉之为"海上仙方"。由于许叔微在方剂学上的贡献，后世学者把他称为"宋代方剂学家"。

总之，许叔微一生为中医学术发展做出了重要贡献，成为我国医学史上深有影响的著名医家，被誉为"宋代十大名医之一""神医""名医进士"等。

二、学派传承

（一）对伤寒学派的影响

北宋政府校刊大量古医书，这为医学理论研究创造了条件。不少医家注重医理，开始重视《伤寒论》的研究。北宋庞安时、初虞世、朱肱、韩祗和等人首先开始对《伤寒论》的研究，其后，南宋许叔微、郭雍、杨士瀛，金代成无己等人起而应之。一时重新研究《伤寒论》蔚然成风，许多有关《伤寒论》的著作也相继出现。许叔微处于北宋至南宋时期，其前除了王叔和注重校订、孙思邈注重方法、朱肱注重经络外，伤寒学派还并不繁荣。许叔微创"按症类证"研究《伤寒论》后，后世不少医家深受影响和启发，开始从各个不同角度整理和研究《伤寒论》，有的以方剂，有的以药物，有的以治法，有的以证候，使伤寒学派不断壮大和发展，历经数百年而不衰。许叔微研究《伤寒论》，还有力地促进了辨证论治的发展，尤其是八纲辨证的内容，许叔微进行了系统地整理。八纲辨证虽然在《伤寒论》

中已具体应用，而且许叔微也未提出"八纲辨证"这一概念，但是他对八纲辨证内容的阐发，却在《伤寒百证歌》和《伤寒发微论》中占有重要的地位。明代张介宾就是在许叔微八纲辨证的基础上，在《景岳全书·传忠录（上）》书中对"二纲""六变"（即八纲）做了系统的论述。由于许叔微和张介宾对八纲辨证的阐发，从而使八纲辨证成为中医辨证论治体系中的重要组成部分，并大大地丰富和促进了辨证论治体系的发展。再如"三纲鼎立"学说的提出，使伤寒太阳"三纲鼎立"之说得以彰明，对后世方有执、喻嘉言等畅发"三纲鼎立"说，产生了一定的影响，如明代方有执对太阳篇的修订，实际上就是在许叔微的基础上加以归类和扩充而成的。

（二）对金元四大家的影响

金元四大家开创了中医学术流派的争鸣之风，标志着中医发展的一个新阶段。而宋代中医大家许叔微对金元四大家学术主张、学术流派的形成都有着一定的影响。

宋代由于《和剂局方》颁行，造成偏于辛香燥烈的流弊甚大，当时医界很多人不分阴虚阳虚，长期恣服温热刚燥之剂，许叔微对此大加批评，明确指出了其弊端，提出"滋润"治肾法。其在《普济本事方·卷二》中指出补肾阴必须滋润，慎用刚燥之剂。这一思想，对金元寒凉派刘完素和滋阴派朱丹溪都产生了深刻影响。刘完素为纠《局方》燥烈时弊，创"六气皆从火化"和"五志过极皆为热病"之论，用药主张以寒凉为主，被后世尊为"寒凉派"。刘完素不仅受许叔微反对辛温燥烈的学术思想的影响，而且还学习许叔微用苍术白虎汤治疗中暑谵妄、学习竹茹汤之法用甘寒轻剂（人参散）治疗呕吐等。

朱丹溪受许叔微学术思想的影响甚大，在其著作中曾多次赞扬许叔微。如《局方发挥·问一》说："仲景诸方，实万世医门之规矩准绳也，后之欲为方圆平直者，必于是而取则焉。然犹设为问难，药作何应，处以何法。许学士亦曰：我善读仲景书而知其意，然未尝全用其方。"又如《格致余论·张子和攻击注论》中说："由是又思许学士叔微论曰，予读仲景书，用仲景之法，然未尝守仲景之方，乃为得仲景之心也。"在用药上，朱丹溪继承许叔微反对滥用刚燥之剂的思想，主张用药多滋阴，创"阳有余阴不足论""相火论"，在学术上独树一帜。朱丹溪治疗中风，即用许叔微稀涎散吐后，再治其后遗瘫痪的方法。

邪气侵袭是疾病发生的重要条件。正气不足，卫外不固，邪气侵袭，留而不去，进而为患，此时许叔微多主张先去邪后议补。他在《伤寒九十论·伤寒表实证第七十八》中说："或问伤寒因虚，故邪得以入之，今邪在表，何以为表实也？予曰：古人称邪之所凑，其气必虚，留而不去，其病则实。盖邪之入也，始因虚，及邪居中反为实矣"。许叔微在《内经》"邪之所凑，其气必虚"的基础上，提出了"留而不去，其病则实"的发病论点，在临床上对很多疾病的治疗，都主张要先祛除邪气。如治伤寒主张"拟欲攻之，当先解表，方可下之"（《伤寒九十论·先汗后下证第四十九》）。治遗精主张"导肾气使通"（《普济本事方·卷三》）。治痢有沉积者，主张"不先去其积，虽然暂安，后必为害"（《普济本事方·卷四》）。正是由于许叔微专注邪留成实之病机，临证过程中，十分推崇葛根、柴胡之解肌，大黄、巴豆之荡涤，全蝎、蜈蚣之搜络，乳香、没药之活血，乌头之宣痹，苍术之燥湿，铁粉之制肝，运用奇方猛剂、剧毒金石、通利犷悍、虫蚁搜剔之药较多。许叔微这种"留而不去，其病则实"的发病观和注重攻邪的思想，对金代张子和攻邪派的形成产生了一定影响。张子和认为病由邪生，主张"先论攻其邪，邪去而元气自复""汗吐下三法该尽治病"等学术思想，与许叔微主张先去邪后议补的思想是一脉相承的。

许叔微注重脾肾先后天之本，认为人体五脏六腑和气血津液皆赖脾胃的生化功能，并将调补脾胃的方法灵活地运用于许多疾病中。如健脾益气，开胃进食治疗虚劳病；调理脾胃，镇惊安神治疗情志病；温阳化湿治疗脾元久虚，不进饮食，停饮胁痛；温脾导积治疗连年腹痛泄泻等。许叔微重视脾胃，论治脾胃的方法对金元李杲脾胃派的形成也有一定的启发作用。如许叔微喜用葛根等升阳祛风药论治呕吐、胁痛，创制破阴丹治疗阴证等，这些学术思想和经验，对李杲脾胃学派的形成和补脾阳治阴证都产生了很大的影响。

（三）对补肾学派的影响

许叔微对脾和肾的理论都有一定的阐发，但是明清不少医家却仅尊他为补肾派之祖。如张介宾《景岳全书·命门余义》说："许知可曰补脾不若补肾。"此语虽在许叔微现存著作中并未见到，但其重视补肾的学术思想却随处可见。许叔微认为，肾为先天之本，寓有真火，人体生命活动皆赖其火温煦，脾胃和其他脏腑的功能也赖肾中真火温养。许叔微补肾强调正补肾经，重在滋润。由于当时很多人不分阴虚阳虚而长期恣服温热刚燥之剂，耗损人体阴液。许叔微指出，补肾要分辨肾阴和肾阳。补肾阳尚可温燥，但也需刚柔相济。补肾阴则必须滋润，慎用刚燥之剂。故在《类证普济本事方续集·卷一》中又强调："如肾经衰败，则以天雄、附子之类，而言补肾，且肾本属北方壬癸水，喜湿恶燥，反用天雄、附子至燥，药岂能补乎肾耶！"反复强调益肾重在滋润，而滋润又当以地黄为主。他列举仲景八味丸、深师增损肾沥汤以及当时盛行的香茸丸予以印证，指出这些方温润并用，均为"正补肾经"之方。肾沥汤、香茸丸，都是从仲景八味地黄丸中化裁而来，方中既有熟地黄、当归、从蓉、补骨脂、芍药、麦冬等草木温润之药，又有鹿茸等血肉有情之品，填精补肾。许叔微的这一观点，对后世医家影响深远。后世不少医家就是在其影响下，发展了肾和命门学说，形成了补肾流派，如严用和、薛己、赵献可、孙一奎、张介宾等。其中张介宾的发挥较为全面和突出，著有"大宝论""真阴论"等名篇。其治疗肾命水火亏虚之证，以填补真阴、滋养精血为大法，尤以擅长运用熟地黄而著称，推崇此药"实精血形质中第一品纯厚之药"，并创制了左归饮、右归饮、左归丸、右归丸等方，为补肾流派奠定了基础。明清宫廷补方及当代抗衰延年之精品"还精煎"，皆遵循补精化气、温柔不燥、阴阳双补等原则，所选亦大多生熟地黄、首乌、菟丝子、沙苑蒺藜、牛膝、锁阳等，临床和实验研究已证实了这类药物可抗衰延年，许叔微此法的临床实践意义也是不言而喻的。

许叔微十分重视脾肾之间的关系，认为肾如薪火，脾如鼎釜，肾火能生脾土；脾生谷气，全谷气可生精气，精气全则肾强，言简意赅地概括了肾气真元与脾胃之间的"薪"与"釜"的关系。因此，临床凡遇到脾元久虚，饮食不进，泄泻不止或消渴的病症，许叔微每责之于下无火力，真元衰劣，而用附子、肉桂、补骨脂、二神丸以暖补肾气，这是发前人所未发，补前人所未逮，也是许叔微对中医学的一个突出贡献，并开后世命门学说的先河。明代王肯堂将二神丸衍变为四神丸，使益火生土的方法广泛地应用于临床，取得了良好的效果，成为中医所熟悉和常用的一种治疗久泻、肾泄的治疗原则。

三、后世发挥

（一）叶天士在温病和杂病诊治中的发挥

清代叶天士既是中医温病学的奠基人，也是杂病的肝风、胃阴、络病、奇病等的倡导者，对中医学术发展作出了杰出的贡献。其非常推崇许叔微之学，曾撰著《本事方释义》以广许叔微之思想。而其论治温病、杂病的很多思想也是深受许叔微启发后，再结合自身临证实践引申发挥而形成的。

1. 温病诊治

叶天士创立温病卫气营血辨证论治理论体系，为近代中医治疗急性热病奠定了基础。而叶天士这一思想的产生，也受到许叔微论治伤寒思想的影响。如许叔微从《伤寒论》中悟出，伤寒须早治，"凡作汤药，不可避辰夜，觉病须臾，即宜便治，不等早晚，则易愈矣。如或差迟，病即传变，虽欲除治，必难为力。"谆谆告诫"早为治疗，如救火拯溺"（《伤寒发微论·论伤寒须早治》），强调及时治疗的重要性。并且主张，早治的同时还要注意病之浅深，要"顾及表里，待其时日"，依次第施治，以能切中病情，不致有实实虚虚之误。故他指出：治伤寒"不循次第，虽暂时得安，损亏五脏，以促寿期。"（《伤寒发微论·论治伤寒须依次第》）这一观点，对清代叶天士依"卫气营血"次第施治温病的思想不无启发。

2. 杂病诊治

叶天士治疗杂病，在内风、虚劳、脾胃、奇经、络病等方面均有卓越的成就，其中有不少方法则汲取许叔微的长处加以发展而成。

许叔微治病，不唯重视补正，也非常注意涤邪。其提出"留而不去，其病则实，"主张以祛邪为先，在杂病中常用扶正祛邪和搜剔祛邪两法，他尤其善用活血祛瘀和虫蚁搜剔治疗一些顽证，如乳香、没药治惊悸（见宁志膏），水蛭、虻虫治血积（见积聚论），全蝎、地龙治白虎历节（见麝香丸）等。叶天士深受启发，在《难经·二十二难》："气留而不行者为气先病也，血壅不濡者为血后病也"基础上，提出"初病胀痛无形，久则形坚似梗，是初为气结在经，久则血伤入络……气钝血滞，日渐愈滞，而延癥瘕……气血交乱，病必旋发……总之未能讲究络病工夫。考仲景于劳伤血痹诸法，其通络方法每取虫蚁迅速，飞走诸灵，俾飞者升，走者降，血无凝著，气可宣通，与攻积除坚，徒入脏腑者有间"，主张用蜣螂、䗪虫、蜂房、山甲、地龙、全蝎、当归须、桃仁、川郁金、川芎、生香附、煨木香、生牡砺、夏枯草等搜剔通络，活血祛瘀（见《临证指南医案·积聚门》王案）。

通补奇经，也是叶天士的一大成就。奇经八脉，始见于《内经》和《难经》。《内经》记载了奇经八脉的主要病候；《难经》比喻十二正经为"江河"，奇经八脉为"湖泊"，形象地概括了两者之间的关系。后世诸家论述，以元·滑伯仁《十四经发挥》与明·李时珍《奇经八脉考》最为著称，但他们都着重于奇经八脉生理、病机和病候的阐发。叶天士通过长期医疗实践，观察分析了奇经的证候和病机，在继承前人的基础上，提出了相应的治法方药。而其中有些方药即源于许叔微诸方。《临证指南医案·肩臂背痛》徐案:"肾气攻背,项强,溺频且多,督脉不摄,腰重头疼,难以转侧,先与通阳,宗许学士法",药用川椒、桂枝、附子、茯苓、生白术、生远志。此方即从许叔微《普济本事方》治"肾气上攻,项背不能转侧"的椒附散加味而成。并说:"凡冲气攻痛,从背而上者,系督脉主病,治在少阴,从腹而上者,治在厥阴,系冲任主病,或填补阳明,此治病之宗旨也。"对于"妇人荣卫不通,经脉不调,腹中撮痛,气多血少,结聚为瘕""寻常腹痛"等,许叔微采《备急千金要方·卷二》中一方,自定"交加散"来治疗。叶天士则在《内经》奇经理论基础上,援用许叔微交加散,并在其基础上加味,治疗产后络病腹痛。《临证指南医案·产后》程案:"冲脉为病,男子内结七疝,女子带下瘕聚。故奇脉之结实者,古人必用苦辛和芳香,以通脉络;其虚者,必辛甘温补,佐以流行脉络,务在气血调和,病必痊愈。今产后体虚,兼瘀而痛,法当益体攻病,日期已多,缓治为宜,生地黄、生姜、牡丹皮、琥珀末。"此方即由交加散加入牡丹皮、琥珀而成。方中生地黄养血,生姜温胃,相得益彰,温养营血,不碍脾胃。加入牡丹皮、琥珀去瘀生新,"益体攻病",为疏养兼备之法。故叶天士进一步解释说:"此苦辛偶方,加牡丹皮以通外,琥珀以通内,所以取效"。

许叔微补肾尝用鹿茸、麋茸、羊肾等血肉有情之品,反对刚燥之剂。如治肾虚腰痛的麋茸丸,方中以麋茸、羊肾、茴香、菟丝子温柔肾经,治"遗精梦漏"的金锁丹,用茴香、胡芦巴、破故纸、龙骨、木香、胡桃肉、羊石子等温肾涩精。叶天士效法许叔微,用血肉有情之品,通补奇经。《临证指南医案·腰腿足痛》朱案:"脉细色夺,肝肾虚,腰痛,是络病治法",药用生羊内肾、当归、枸杞、小茴、胡桃、茯神。又《古今医案按》曾载叶天士治一遗精案,每月遗滑五六次,兼有腹痛,触冷即痛,痛极昏晕,乃用鹿茸、人参、羊肾、茯神、龙骨、金樱膏,十剂而愈。叶天士曾撰《本事方释义》,善用血肉有情之品通补奇经,补益肝肾,治疗杂病,良受之于许叔微的启迪。

（二）后世医家对许叔微方剂的运用与发挥

宋代方书流行，北宋政府曾多次组织医官和医家编撰方书。医家和文人、士大夫阶层亦喜搜集医方，涌现出了如《太平圣惠方》《和剂局方》《圣济总录》等一批方书著作，虽然大大地丰富了临床治疗的方药，但临床实践中医生却往往难以选择使用。

鉴于上述情况和临床现实需求，许叔微反对泛泛地集方，认为必须亲试其方有效，才收录入《普济本事方》以传人。他在该书自序中说："皆有当时事实，庶几观者见其曲折也。"该书有理论、有验案，而且其方疗效确凿，因而刊行后影响甚大，受到历代医家的重视。如宋代严用和《济生方》、元代危亦林《世医得效方》、明代王肯堂《证治准绳》、孙一奎《医旨绪余》、龚廷贤《寿世保元》、戴元礼《秘传证治要诀及类方》、张浩《仁术便览》、陈实功《外科正宗》、清代徐灵胎《兰台轨范》、吴仪洛《成方切用》、沈金鳌《杂病源流犀烛》、林珮琴《类证治裁》等书，都辑录了许叔微《普济本事方》中的许多内容。

许叔微创制的很多方剂，如真珠丸、实脾散、玉真散、旋覆花汤、防风汤、二神丸、紫金丹、紫苏饮、交加散、麝香丸、七珍散、麋茸丸等，已成为临床上必不可少的效方。如许叔微创制的实脾散（附子、草果、干姜、甘草、大腹子、大腹皮、木瓜、炮姜），以治脾虚夹湿的水肿病，严用和的《济生方》中实脾饮（厚朴、白术、木瓜、木香、草果、大腹子、附子、茯苓、干姜、甘草、生姜、大枣），即是由此启悟而来，为临床医家所喜用。还有许叔微治疗"风虚多汗恶风"的防风汤，由白术、防风、牡蛎组成。元代《世医得效方》取法于许叔微，取白术、黄芪、防风，名"玉屏风散"，成为益气固表的名方。又如许叔微用真珠丸养血镇肝治疗"肝经因虚，内受风邪，卧则魂散而不守，状若惊悸"之症。许叔微治此种惊悸症，广为后世医家所效法，故张山雷在《中风斠诠》中称："近世平肝熄风之法，知有珍珠母者，实自叔微此方开其端。"后世很多医家宗此法组方治疗疾病，或在此基础上化裁加减，均取得了较好的疗效。如清代曹仁伯《继志堂医案·内伤杂病门》有一案："心营与肾水交亏，肝气夹肝阳上逆，胸中气塞，口内常干，手震舌掉，心烦不寐，即有寐时，神魂游荡，自觉身非己有，甚至溏纳少，脾胃亦衰，脉形细小无神，而有歇止之象。逐证施治，似乎应接不暇。因思精神魂魄，必令各安其所，庶得生机勃勃，否则悠悠忽忽，恐难卜其旋元吉。拟许学士真珠母丸法：石决明（盐水锻）一两，人参一钱，归身一钱半，犀角五分，龙齿三钱，茯神三钱，生地黄四钱，麦冬二钱，枣仁二钱，炙草三分，淮药三钱，沉香（磨冲）三分。另，珠粉四分先服。"这是曹仁伯效法许叔微真珠丸的一个有效病案。

又如，清代费伯雄在《医醇賸义·同病各发》中介绍了化裁真珠母丸治疗三种重恙的经验。他说："真珠母丸，本许学士治游魂为变，夜寐不安而设。予尝以此方，略为加减，治三种重恙，无不应手而效。"这些验案，进一步反证了许叔微之方临床疗效的可靠性。

案例 1：

丹徒张姓女，患五心烦扰，自头至腰，时时作颤，坐卧不安。制驯龙汤（龙齿二钱，真珠母八钱，羚羊角一钱五分，杭菊二钱，生地黄六钱，当归二钱，白芍一钱，薄荷一钱，沉香五分，续断二钱，独活一钱，红枣十枚，钩藤四钱），连服数十剂而愈。

案例 2：

常州丁姓女，患惊悸气促，喉舌作痛。制驯龙驭虎汤（龙齿二钱，琥珀一钱，真珠母八钱，生地黄六钱，玉竹四钱，瓜蒌皮三钱，石斛三钱，柏子霜二钱，白芍一钱五分，薄荷一钱，莲子二十粒，沉香四分），连服数十剂而愈。

案例 3：

无锡孙左，身无也苦，饮食如常，惟彻夜不寐，间日轻重，如发疟然，一载未愈。诊其脉，左关独见弦数，余部平平。此实少阳与厥阴同病，互相胶结，故有起伏而又延久也。制甲乙归脏汤（真珠母八钱，龙齿二钱，柴胡一钱，薄荷一钱，生地黄六钱，归身二钱，白芍一钱五分，丹参二钱，柏子仁二钱，夜合花二钱，沉香五分，红枣十枚，夜交藤四钱），连服数十剂而愈。

此外还有许叔微创制的玉真散，经明代陈实功加味后收录在《外科正宗》之中；二陈丸和五味子散经明代薛己合而为"四神丸"，收录在《内科摘要》，等。这些方剂一直袭用至今，均有良好的疗效。

（三）当代医家对许叔微学术著作的评价与考证

许叔微的著作，是其研究伤寒和临证经验的总结，很多学术观点对后世影响深远，很多医家对这些著作及其学术特色进行了研究。如周朝进对许叔微《普济本事方》的主要学术特色进行概述，认为该书一是推尊仲景，发其奥旨。侧重辨证抓纲、概括仲景脉法、推究仲景法治、师法贵乎变通。二是勘病精审，论治机灵。讲求同病异治，异病同治，体认标本缓急，类证鉴别，倡治虚、劳异法。三是推重脾肾，别具心裁。临证既重视益脾健运，又重肾气真元。四是博采众方，精究药治。认为许叔微本着务求效验之宗旨，勤求博采众方，而无门户之见，采撷众方，尤能化裁，赋予新意，同时还十分讲究药物的道地和修治。范洪亮等对许叔微《伤寒九十论》特色及对后世的影响进行研究，认为《伤寒九十论》是许叔微诊治伤寒病证、印证仲景《伤寒论》理法方药的医案专著，它用事实证明了《伤寒论》的临床价值。所载医案有理有据，辨证条理清晰，在历代伤寒医案中可谓上乘之作。其特色一是主要结合《伤寒论》原条文。《伤寒九十论》中的大部分医案都是以《伤寒论》的原条文作为理论依据，指导临证实践的真实记录。二是有理有据，诊治过程清晰。该书所载医案，首记病例和治疗过程，再以《内经》《难经》《伤寒论》等典籍为依据，间或结合个人临证心得加以剖析，阐发病机、治则和处方用药之旨。三是以辨证论治为准则，灵活运用仲景法。四是实事求是。该书所载九十个案例中，既有成功的治验，亦载录了一些不效而亡的实例，体现了许叔微严肃的治学态度。同时认为许叔微《伤寒九十论》对后世《伤寒论》的研究、中医病案体系的建立及经方的广泛运用，均起到了较大的促进作用。李玲则对许叔微《伤寒百证歌》的版本流传及学术成就进行了研究，认为该书是一部研究《伤寒论》辨证论治方法与临床应用紧密结合的综合性著作，集中反映了许叔微的重要学术思想、见解和临床应用经验。其学术成就主要有"按症类证"研究《伤寒论》、以八纲辨证阐发《伤寒论》、精究仲景脉法要旨，发明伤寒杂病脉异、论治尊师而不泥古，博采众家而启后学等四个方面。

对于许叔微有些书目，一些医家还对其进行了考证。如李具双通过梳理许叔微同年代及其以后书目文献学家的记载，指出自许叔微去世后的近700年间，中国的书目文献家没有提到《本事方续集》一书；通过与《普济本事方》学术观点的比较，疑《本事方续集》为后世俗医所作而托名叔微。张同君对现存题为《脉法微旨》的一部明抄脉书进行了考证，认为该书实是早已亡佚的南宋许叔微《仲景三十六种脉法图》的一种传本。它是我国现存最早的一部脉图著作，比南宋施发的《察病指南》要早一百余年。

（四）当代医家对许叔微学术思想的探讨与发挥

许叔微不仅临证经验丰富，而且在理论上颇多造诣，形成了很多著名的学术思想，如黄亚博对许叔微学术思想进行探赜，认为其学术思想主要表现在对伤寒和杂病的证治阐发上。在伤寒方面，辨证重在抓纲，论治阐奥发微；在杂病方面，脾肾并重而治，制方遣药灵活。徐保来也认为许叔微的学术思想主要体现在杂病和伤寒的证治上。对于杂病，重视"温润以补肾"，制方遣药灵活，且开络病证治之先河。伤寒论治上，独以八纲辨证，阐发《伤寒论》之旨，推崇仲景治法，且创制新方。可见，许叔微的学术思想研究，主要集中在对伤寒理论的阐释发微，以及从脾肾并重、祛邪补虚等方面论治杂病，深刻领会许叔微的这些学术观点，对于我们正确把握医学理论，灵活运用前人经验，将大有裨益。

在许叔微伤寒学术思想研究方面，黄胜光认为许叔微治伤寒之学，要在忠实仲景原旨，注重《伤寒论》理论的临床运用和验证；倡导八纲，钩元提要；类症对比，示人以鉴别诊断之法。王雅丽提出，许叔微对伤寒证治研究颇有造诣，治伤寒之学在《伤寒论》基础上，有所发挥和创新，撰有《伤寒百证歌》《伤寒发微论》《伤寒九十论》，其治伤寒辨证注重八纲，论治尊仲景而不泥古，"按症类证"研究《伤寒论》，首撰伤寒医案集，启迪后学，别树一帜。刘辉则以"立足临床、濯古来新"来评价许叔微的伤寒学术思想，认为许叔微辨证重在抓纲，论治阐奥发微，临证独具匠心，《伤寒百证歌》《伤寒发微论》《伤寒九十论》为许叔微治伤寒学之结晶，《百证歌》侧重于辨证的研究，建立八纲辨证体系；《发微论》则以论治为主要内容，示人以灵机活法；而《九十论》则巧妙运用辨证施治，开伤寒医案之先河。

关于许叔微脾肾观的研讨，历数百年而不衰，有曰"补脾不若补肾""以肾为主"，有曰"补肾不若补脾"等，争论纷纭。对此，很多医家也提出了自己的见解。如虞胜清对许叔微的脾肾观研究提出，许叔微认为脾胃为人生死之所系、肾乃一身之根蒂。脾胃虚损，治当补脾开胃进食；肾脏亏虚，治当益肾尤重滋润；它脏疾病，亦注重调治脾肾。至若脾肾两脏，重肾尤甚于脾胃，提出补脾常须暖补肾气以及补脾不验，更当补肾等独特见解。严世芸则在对许叔微脾肾关系详细研究基础上，针对"补脾不若补肾"、"补肾不若补脾"等的争论进行了质疑与商榷，认为许叔微既重视先天之本肾，又重视后天之本脾，脾肾俱重，随证析治。许叔微重肾在于维护精气、真元；重脾在于安谷生精。谷气之生有赖于肾气的煦蒸，而精气又必生于谷气，两者之间存在着密切的关系，这就是许叔微在不同情况下，分别采取益火生土、培土生精、脾肾兼顾等治法的原因所在。在这些深邃的医理和经验中，充分反映出他对脾肾理论的深刻研究和独到见解，因此简单地评之为"补脾不若补肾""以肾为主"或"补肾不若补脾"，都未免失之过偏。许叔微在《普济本事方·伤寒时疫下》篇中说："趺阳胃脉定死生""太溪肾脉为根蒂"，这两句话，当是他整个学术思想中重视脾肾的完整论据，也是管见认为不能盲目地偏重于脾或肾的一个有力明证。

对于虚实辩证关系，许叔微在《内经》"邪之所凑，其气必虚"的基础上，悟出"留而不去，其病则实"的学术观点，进而提出"必先涤所蓄之邪，然后补之"的治疗法则，对后世领略虚实大义，洞察虚实转化之机，正确运用扶正祛邪之法，具有重要的启迪意义。因此，许叔微的祛邪补虚观也是医家研究的热点。如茅晓据许叔微所著《伤寒论著三种》和《普济本事方》中所载病案及方药，从邪留成实，以析病机；攻逐实邪，法不拘一；奇方重剂，随宜而用3方面，详细论述了许叔微祛邪治病的学术思想。认为不论外感内伤，不论急病重症抑或久病痼疾，许叔微相当重视辨证之虚实而专注于邪留成实之病机。在攻邪治实之法上，不惟汗、吐、下，而是泄热通腑、先汗后下、攻下瘀血、破积涤邪、温阳逐积、调营祛邪，圆机活法，尤多创识，颇可启示后学。在攻邪治实用方上，许叔微不仅采撷前贤功专力宏之品，且能大胆创设新方，奇特峻烈，疗效卓著。如用犀角升麻汤治风毒痈肿、解毒雄黄丸治痰热喉风、瓜蒂散治寒湿黄疸、神精丹治心痛、禹余粮丸治鼓胀水肿、抵当丸治"积痢"、槐花散治肠风脏毒、琥珀散、桃仁煎、通经方治妇人血病等，此类方药大多具有逐邪毒、导瘀血、攻坚癖、行积滞、辟秽开闭等功效。

（五）当代医家对许叔微临证医案的评论与分析

许叔微一生记载了很多医案，除《伤寒九十论》医案专著外，其医案还散见于《普济本事方》及后世类编整理的《名医类案》与《续名医类案》中。这些医案，既有许叔微临证运用经方的验案，也有许叔微临证治验案例。如赵允南等通过对许叔微经方医案研究提出：《伤寒九十论》载案90则，其中经方医案61则，涉及经方36首，是我国现存最早的医案专著，在医案的发展史以及仲景学术的临床应用方面具有不可忽视的开创意义。《普济本事方》是许叔微晚年所著的方书，载许叔微医案54则，其中经方医案25则，所录经方医案，考其义理与《伤寒九十论》重复者达21则。此外，医案类书《名医类案》中又有许叔微经方医案18则，《续名医类案》6则，除《名医类案》伤寒卷治候辅案外，均与《伤寒九十论》或《普济本事方》重复。许叔微诸案注重辨证论治，详于理论阐述，每引仲景条文为论理依据，对于经典的理解以及临床对经方的应用均有较高的学术价值。赵兰才等为了更好地继承学习许叔微的学术思想，将许叔微的135则医案汇集一册，并加以注解和评按，使读者能一窥许叔微医案全貌。马凤丽则对《伤寒九十论》中运用下法的医案进行了探析，认为《伤寒九十论》所选61则经方医案中，使用下法者14则，所用经方有大承气汤、小承气汤、大柴胡汤、大陷胸汤、抵挡汤、麻子仁丸、蜜兑方。每案叙议结合，辨证论治各有特色。在辨证论治过程中，均以《伤寒论》中有关原文为据，并结合病人的体质和症状，灵活而又巧妙的使用下法，分别以急下、轻下、和下、润下、缓下之法因证选方；对于疑似之间的病证进行细微鉴别，重在脉证合参和辨别表里虚实，有汗无汗，小便利与不利，以此来确定病变是在表还是在里，在经还是在腑，在上还是在下；对于疾病不同的转归、预后、以及或愈或变之理都有独到的见解，体现了许叔微在治疗伤寒时运用经方的成功经验和学术成就。王莉选录《普济本事方》中伤寒下利、伤神劳复、惊悸无寐、气中病与膀胱气闭等5则医案加以阐微，认为这些医案，体现了许叔微辨证细致、选药精当、治法独特，"必先涤所蓄之邪，然后补之"的学术思想。此外还有鲁兆麟对许叔微的阳微结病案、大便不通案、失眠多魇案等进行了评析，怀旭对许叔微治乡人邱生伤寒一案从病因病机、辨证用药、理论阐微等方面进行了评析，王宗江对许叔微治惊悸失眠案进行评析等。这些医案评析，释难解惑，探微索赜，既使人们更好地理解了许叔微的临证经验，也能启迪后学，开阔思路。

（六）当代医家对许叔微临证经验的研究与运用

许叔微作为宋代著名的医家，在伤寒和杂病证治等方面都积累了丰富的经验，其精于理法，善用古方，自制新方，治疗许多疑难病证获效显著，深刻地影响了后世医学的发展，并至今仍有效地指导着临床实践。对此，当代很多医家从多角度进行客观评价，探讨许叔微临证经验、临证特色并指导运用于临床实践。

如时乐对许叔微的内风证治进行了研究，认为许叔微对内风的证治，理论上虽未突破当时的"内虚邪中"论，但其遣方用药上也未完全按照外风进行论治，其治疗层次分明，阐发清楚，处方用药也有独到之处，对后世内风辨证论治的发展起到了一定作用。刘志龙对许叔微临证特色进行研究，概括为重视八证辨识、遵崇仲景法治、临证讲求通变、善于化裁经方等四个方面。吴润秋针对许叔微提出的"临证须以通变为要"的论点，分析了许叔微临床治疗特点，认为其临证之"通变"，主要体现在四个方面：辨伤寒证治，重辟蹊径；用成法成方，别出新意；补前贤未备，创制新方；遵法为准则，不为教条。时乐等从三个方面探讨了许叔微对后世治杂病的影响，认为其使用温润补精、虫蚁峻药及络病方面都对后世尤其是清代医学大师——叶天士产生了较大影响。严世芸则运用"前师仲圣，后启来者"高度评价了许叔微在内风证治、祛邪安正、虚劳肾亏、滋肾益精、络病证治等杂病论治方面的医学成就，以及其对后世医家和今日临床的影响，认为许叔微在我国医学史上是一位卓有成就、深有影响的医家，其论治杂病的宝贵经验和创见，值得进一步深入研究。

对许叔微独辟蹊经、匠心独具的临证遣方用药特色，很多医家也进行了深入挖掘。如茅晓阐述了许叔微临证遣方用药的特点，理虚益损重脾胃、补肾注重用温润，以及在古今制方用方和用金石虫毒药等方面的特点。陈克正等研究探讨了许叔微制方用药的特色，认为许叔微制方用药存在疏潜息风、升降调气、寒热并调、补泻兼施、活血通络、虫蚁搜剔、鹿羊补肾、巧用峻药等特色。王家平等则对许叔微用虫类药进行了研究，其通过分析许叔微《普济本事方》中使用虫类药的方剂，认为许叔微运用虫类药组方治疗疾病范围广，使用多种虫类药物且喜同用数种，多取虫类搜剔活血、化痰、通络之效，配伍他药多取辛热温燥之品，化裁虫类药古方以力求效验，并且开络病证治之先河。

同时，也有很多医家将许叔微的临证经验直接运用于临床。如孙浩运用许叔微"通肾气治遗精"的学术思想指导临床实践，认为遗精临证属下元亏虚，精关不固者并不甚多，而以"用心过度，心不摄肾"，"气壮年盛，久无色欲""志意不遂，阳气不舒""湿热下注，肾气闭塞"致遗者较为多见。言其治多主以交通心肾，疏解肝郁，清泻龙火，泄热导湿等法（此类法则皆属通法）。临证在运用此四法时，多加用猪苓、半夏两味，以通肾气。盖肾为气之根，通肾气亦所以散诸般之郁也。对下元亏虚、精关不固者，于补肾涩精方中亦投此两味，固中有通，其效甚著。同时，孙浩还学习许叔微运用苍术之经验，用治胆汁返流性胃炎 15 例，取得了明显效果。陆惠铭则将许叔微所制地黄丸（原方由生干地黄二两，柴胡、秦艽、黄芩各半两，赤芍一两组成，蜜丸，乌梅汤下，不拘时候，日三服）加减运用于临床治疗因忧愁喜怒、惊恐悲哀、年老体弱、产育失血过多、失精等损及阴液者，临床疗效俱佳。

综上所述，被誉为"宋代十大名医之一""神医""名医进士"的许叔微，一生勤求古训，博采众方，躬身实践，著书立说，为后人留下了众多的学术思想和丰富的临床经验。其治伤寒宗仲景，开"按症类证"法研究《伤寒论》的先河；创伤寒"三纲鼎立"说，提出"伤寒治法，先要明表里虚实"；以八纲辨证阐发《伤寒论》，对张仲景辨证论治理论进一步补充，并灵活地运用于临床实践，为传播和普及《伤寒论》及其辨证论治精神，起了极大地推动作用。在杂病诊治方面，尤重脾肾，认为肾是一身之根柢，脾胃乃生死之所系，脾病可以补肾，肾病也可以调脾，对后世研究脾肾关系和临床作用具有很大的启发作用。他善于化裁古方，创制新方，临证立方，通权达变，既有常法可循，又有奇方妙丹，不仅提出了许多新的观点，还留下了大量真实的临床案例，有效地促进了中医各科临床实践的发展。许叔微一生以"救物为心"，治病不问贵贱，活人不可胜计。其深得张仲景之妙谛，又自成一家之说，尤能不堕流俗，开辟新境，言前人所未言，示后人以门径，为中医学术的传承与发展做出了重要的贡献。以上所述仅是抛砖引玉，冰山一角，若要窥其全貌，还需精研原，仔细认真品味。

许叔微

参考文献

［1］张伯臾.中医内科学 [M].上海：上海科学技术出版社，1985.

［2］陈克正.宋代名医许叔微 [M].北京：中国科学技术出版社，1989.

［3］王永炎.中医内科学 [M].上海：上海科学技术出版社，1997.

［4］邢玉瑞.黄帝内经理论与方法论 [M].第 2 版.西安：陕西科学技术出版社，2005.

［5］刘景超、李具双.许叔微医学全书 [M].北京：中国中医药出版社，2006.

［6］李经纬，张志斌.中医学思想史 [M].长沙：湖南教育出版社，2006.

［7］王富春.灸法医鉴 [M].北京：北京科学技术文献出版社，2009.

［8］邢玉瑞.中医思维方法 [M].北京：人民卫生出版社，2010.

［9］朱步先.《普济本事方》发微 [M].北京：人民卫生出版社，2011.

［10］赵兰才.许叔微医案集按 [M].北京：华夏出版社，2012.

［11］薛盟.宋代方剂学家许叔微 [J].江苏中医杂志，1980（5）：44-45.

［12］神闽南.许叔微伤寒学术思想简介 [J].云南中医学院学报，1982（4）：9-13.

［13］严世芸.许叔微的脾肾观 [J].上海中医药杂志，1982（2）：24-26.

［14］许占民.许叔微的《普济本事方》及其学术思想 [J].河北中医，1983（3）：13-14.

［15］魏稼.许叔微对针灸学术思想的贡献探略 [J].中医杂志，1983（5）：48-49.

［16］周朝进.许叔微《普济本事方》探讨 [J].中医杂志，1983，24（5）：7-9.

［17］严世芸.前师仲圣后启来者——许叔微杂病论治探析 [J].上海中医药杂志，1983（12）：33-35.

［18］怀旭.读竟旧案出新意——许叔微伤寒一案赏析 [J].上海中医药杂志，1984（9）：41-42.

［19］黄胜光. 慎思笃用显幽发微——许叔微治伤寒学管窥 [J]. 南京中医学院学报, 1986（1）: 8-10.

［20］郭伟琪. "三纲鼎立"学说初探 [J]. 广西中医药, 1986, 5（9）:1-2, 6.

［21］陈克正. 评许叔微的生平和著作 [J]. 中华医史杂志, 1987, 17（1）: 14-15

［22］茅晓. 略谈许叔微对仲景桂枝汤类方的运用 [J]. 黑龙江中医药, 1987,（3）: 9-10, 16.

［23］鲁兆麟. 许叔微医案选析 [J]. 北京中医, 1987（5）: 57-58.

［24］刘辉. 立足临床濯古来新——试评许叔微的伤寒学术思想 [J]. 贵阳中医学院学报, 1988（1）: 1-2, 20.

［25］陈克正. 许叔微制方用药的特色 [J]. 中医杂志, 1988（9）: 12-13.

［26］王年生. 略述许叔微《本事方》的补虚观点 [J]. 安徽中医学院学报, 1988（4）: 5-6.

［27］苏礼. 我国最早的中医医案专著录:《伤寒九十论》[J]. 陕西中医函授, 1988（5）: 25-27.

［28］袁宜勤. 许叔微温补学术思想探要 [J]. 湖南中医学院学报, 1989（3）: 120-121.

［29］吴润秋. 临证须以通变为要——论许叔微的治疗特点 [J]. 山西中医, 1989, 5（4）: 6-9.

［30］陆惠铭. 许叔微地黄丸应用一得 [J]. 实用中医内科杂志, 1989（1）: 34.

［31］沈敏南. 简述许叔微的学术成就 [J]. 安徽中医学院学报,1990,9（1）: 9-11.

［32］范洪亮. 许叔微伤寒论著探析 [D]. 山东中医药大学硕士学位论文, 1991.

［33］虞胜清. 试论许叔微的脾肾观 [J]. 江西中医药，1993（1）：56-57.

［34］孙浩. 许叔微"通肾气治遗精"的运用体会 [J]. 中医杂志，1994，35（4）：246

［35］孙浩. 许叔微情钟苍术 [J]. 中医杂志，1995，36（4）：247-248.

［36］张同君. 许叔微《仲景三十六种脉法图》考 [J]. 中华医史杂志，1995，25（3）：171-174.

［37］黄亚博. 许叔微学术思想探赜 [J]. 江苏中医，1997，18（1）：33-35.

［38］范洪亮.《伤寒九十论》特色及对后世影响 [J]. 承德医学院学报，1997，14（2）：139-140.

［39］茅晓. 略论许叔微遣方用药的特点 [J]. 南京中医药大学学报，1997，13（5）：264-266.

［40］茅晓. 论许叔微祛邪治病学术思想 [J]. 山西中医，1998，14（4）：6-8.

［41］王宗江. 开其所苦疑释病安——许叔微治惊悸失眠案评析 [J]. 海军医学杂志，1999，20（1）：78.

［42］王振国，谢锁法. 略论宋代名家集方成就 [J]. 山东中医药大学学报，2002，26（1）：53-55.

［43］时乐. 许叔微八纲辨证思想浅识 [J]. 中华医学创新杂志，2002，3（11）：47.

［44］时乐. 浅谈许叔微的内风证治创见 [J]. 浙江中医杂志，2003，38（2）：71.

［45］时乐，贾振华，蔡元培. 许叔微对后世治杂病的影响 [J]. 浙江中医杂志，2003，38（6）：237.

［46］赵允南，张蕾. 许叔微经方医案考 [J]. 河南中医，2004，24（1）：22-23.

［47］徐保来. 许叔微学术思想管窥 [J]. 河南中医，2005，25（1）：28-29.

［48］陈瑜.《普济本事方》灸法探略 [J]. 安徽中医学院学报, 2005, 24（6）: 25-27.

［49］金丽.《伤寒九十论》辨治伤寒理法探析 [J]. 陕西中医学院学报, 2005, 28（3）: 1-2.

［50］王雅丽. 论许叔微治伤寒学术特色 [J]. 中医研究, 2005, 18（3）: 10-11.

［51］马凤丽.《伤寒九十论》医案下法探析 [J]. 中医药导报, 2006, 12（5）: 9-11.

［52］王莉. 许叔微《普济本事方》选案阐微 [J]. 上海中医药大学学报, 2006, 20（3）: 12-13.

［53］刘志龙. 许叔微临证特色举要 [J]. 湖南中医药大学学报, 2006, 26（6）: 6-8.

［54］李具双.《本事方续集》辨伪 [J]. 中医文献杂志, 2006（1）:29-30.

［55］成莉. 宋以前中药炮制文献研究 [D]. 中国中医科学院硕士学位论文, 2007: 50.

［56］陈爱君, 刘小河. 许叔微《伤寒九十论》医案五则选读体会 [J]. 吉林中医药, 2008, 28（11）: 851-852.

［57］刘小河, 陈爱君. 许叔微对《伤寒论》的学术贡献 [J]. 浙江中西医结合杂志, 2008, 18（12）: 752-753.

［58］刘景超. 许叔微研究《伤寒》学术成就探讨 [C]. 全国第十一届中医医中文献学术研讨会论文集, 2008: 175-179.

［59］鲍健欣. 从《名医类案》中伤寒医案看许叔微学术思想 [J]. 四川中医, 2009, 27（3）: 31-33.

［60］王家平, 安莉萍, 彭艳霞. 许叔微对虫类药的运用 [J]. 河南中医, 2009, 29（2）: 133-134.

［61］张鸣钟. 中医名著书名选释——《普济本事方》[J]. 中医研究，2010，23（8）：32.

［62］黄振. 许叔微学术思想探析 [D]. 北京中医药大学硕士学位论文，2010.

［63］李玲. 许叔微及其《伤寒百证歌》[J]. 中医研究，2011，24（2）：78-80.

［64］李翠娟，邢玉瑞，禄颖. 谈《内经》对泄泻病的认识 [J]. 现代中医药，2011，31（6）：57-59.

［65］丁毅，傅延龄.《普济本事方》常用药物用量特点分析 [J]. 中医杂志，2012，53（10）：820-822.

［66］李翠娟，邢玉瑞. 许叔微临证思维方法研究 [J]. 中医杂志，2012，53（24）：2153-2154.

［67］李翠娟，禄颖. 许叔微论治泄泻经验探析 [J]. 河北中医，2012，34（8）：1230，1262.

［68］李翠娟. 许叔微扶正祛邪思想研究 [J]. 现代中医药，2012，32（6）：57-58.

［69］李翠娟. 许叔微《普济本事方》论治呕吐经验探析 [J]. 陕西中医学院学报，2012，35（5）：25-26.

［70］李翠娟，巩振东. 许叔微论治消渴病经验及理论探析 [J]. 辽宁中医药大学学报，2012，14（12）：64-65.

［71］李翠娟. 许叔微论治情志病经验探析 [J]. 中国中医药信息杂志，2013，20（4）：88-89.

［72］李翠娟. 许叔微《普济本事方》论治头痛经验探析 [J]. 时珍国医国药，2013，24（12），3041.

［73］李翠娟. 许叔微论治积聚经验探析 [J]. 现代中医药，2013，33（6）：67-68.

［74］李翠娟. 许叔微临证灸法运用探析 [J]. 中国针灸，2014，34（2）：
　　　194-196.

［75］翟德华，刘金竹. 针治面瘫经验浅谈 [J]. 江苏中医药，2004，25（1）：
　　　37.

汉晋唐医家（6名）

张仲景　王叔和　皇甫谧　杨上善　孙思邈　王　冰

宋金元医家（18名）

钱　乙　成无己　许叔微　刘　昉　刘完素　张元素
陈无择　张子和　李东垣　陈自明　严用和　王好古
杨士瀛　罗天益　王　珪　危亦林　朱丹溪　滑　寿

明代医家（25名）

楼　英　戴思恭　王　履　刘　纯　虞　抟　王　纶
汪　机　马　莳　薛　己　万密斋　周慎斋　李时珍
徐春甫　李　梴　龚廷贤　杨继洲　孙一奎　缪希雍
王肯堂　武之望　吴　崑　陈实功　张景岳　吴有性
李中梓

清代医家（46名）

喻　昌　傅　山　汪　昂　张志聪　张　璐　陈士铎
冯兆张　薛　雪　程国彭　李用粹　叶天士　王维德
王清任　柯　琴　尤在泾　徐灵胎　何梦瑶　吴　澄
黄庭镜　黄元御　顾世澄　高士宗　沈金鳌　赵学敏
黄宫绣　郑梅涧　俞根初　陈修园　高秉钧　吴鞠通
林珮琴　章虚谷　邹　澍　王旭高　费伯雄　吴师机
王孟英　石寿棠　陆懋修　马培之　郑钦安　雷　丰
柳宝诒　张聿青　唐容川　周学海

民国医家（7名）

张锡纯　何廉臣　陈伯坛　丁甘仁　曹颖甫　张山雷
恽铁樵